妇产科常见疾病诊疗规范

FUCHANKE CHANGJIAN JIBING
ZHENLIAO GUIFAN

主编 唐 青 韩海英 庄莉莉 王荣荣

U0293246

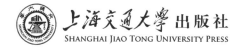
上海交通大学出版社
SHANGHAI JIAO TONG UNIVERSITY PRESS

内容提要

本书由多位在临床一线工作的专家学者,将临床医师的诊疗思维、渊博的医学知识及丰富的临床经验融会合一,并参考大量文献资料编写而成。书中对妇产科临床常见的疾病做了详细介绍,以疾病的病理生理、病因、发病机制、临床表现、辅助检查方法、诊断标准、鉴别诊断及治疗等为条例叙述,内容紧密结合临床,将重点放在疾病的诊断与治疗上,旨在强调本书的临床实用价值,为年轻的妇产科医师的工作与学习提供参考。本书适合各级医院妇产科临床医师及医学院校妇产科学专业师生阅读使用。

图书在版编目(CIP)数据

妇产科常见疾病诊疗规范 / 唐青等主编. --上海 :
上海交通大学出版社,2022.8
　　ISBN 978-7-313-27544-8

　　Ⅰ. ①妇… Ⅱ. ①唐… Ⅲ. ①妇产科病－常见病－诊
疗 Ⅳ. ①R71

　　中国版本图书馆CIP数据核字(2022)第180664号

妇产科常见疾病诊疗规范
FUCHANKE CHANGJIAN JIBING ZHENLIAO GUIFAN

主　　编:唐　青　韩海英　庄莉莉　王荣荣

出版发行:上海交通大学出版社		地　　址:上海市番禺路951号	
邮政编码:200030		电　　话:021-64071208	
印　　制:广东虎彩云印刷有限公司			
开　　本:710mm×1000mm 1/16		经　　销:全国新华书店	
字　　数:217千字		印　　张:12.5	
版　　次:2022年8月第1版		插　　页:2	
书　　号:ISBN 978-7-313-27544-8		印　　次:2022年8月第1次印刷	
定　　价:128.00元			

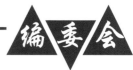

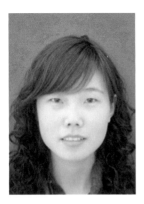

◎唐 青

女，副主任医师。毕业于青岛大学临床专业，现就职于山东省烟台市毓璜顶医院妇科。擅长治疗女性生殖系统的炎症、肿瘤或畸形、功能性子宫出血、子宫内膜异位症、不孕症、月经不调等。发表论文6篇，出版著作1部。曾多次获"优秀医师""先进个人"等荣誉称号。

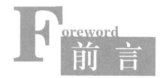

前言

　　妇产科学是专门研究女性在妊娠、分娩和产褥期的生理和病理，胎儿和新生儿的生理和病理，以及非妊娠状态下女性生殖系统可能发生的一切特殊变化的学科。妇产科疾病是女性常见病、多发病，但由于许多女性对妇产科疾病缺乏应有的认识，也缺乏对身体的保健意识，加之各种不良生活习惯等因素的影响，导致一些女性疾病缠身、久治不愈。近年来，女性健康与妇产科疾病的防治问题引起社会广泛重视，保护女性健康、防治妇产科疾病已成为医学上重大的攻坚任务。

　　妇产科学的发展不仅与女性的健康有关，更与出生人口的素质、人类的繁衍、社会的兴衰有着密切的关系。可以说，一个民族，一个国家，妇产科力量的强弱和水平的高低，反映着社会的经济水平，体现着民众的精神状态，也决定了民族的整体素质和未来走向。作为一名妇产科医师，不仅需要有扎实的理论知识，更需要有丰富的临床经验，要具备随时应付各种危急情况的应变能力。而刚进入临床工作的年轻医师大多缺乏这样的知识储备，使得他们在日常工作中常常陷入困境，迫切需要有一本能够为他们答疑解惑的参考用书。为此，我们特组织编写了这本《妇产科常见疾病诊疗规范》。

　　本书由多位在临床一线工作的专家学者，将临床医师的诊疗思维、渊博的医学知识及丰富的临床经验融会合一，并参考大量文献资料编写而成。书中对妇产科临床常见的疾病做了详细介绍，以疾病的病理生理、病因、发病机制、临床表现、辅助检查方法、诊断标准、鉴别诊断及治疗等为条例叙述，内容紧密结合临床，将重点放在疾病的诊断与治疗上，旨在强调本书的临床实用价值，为年轻的妇产科医师的工作与学习提供参考。本书适合各级医院妇产科临床医师及医学院校妇产科学专业师生阅读使用。

由于现代妇产科学发展迅速，编者编撰经验不足、风格不一，加之时间紧促，若书中存在疏漏之处，敬请广大读者批评指正。

《妇产科常见疾病诊疗规范》编委会
2022 年 5 月

C目录

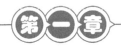

女性生殖生理及内分泌调节

第一节　女性生殖生理特点

一、卵巢功能的兴衰

卵巢的生理功能是产生卵子和女性激素（雌二醇和黄体酮），两种功能与卵巢内连续、周而复始的卵泡发育成熟、排卵和黄体形成相伴随，成为卵巢功能期不可分割的整体活动。在女性一生中，卵巢的大小和功能随着促性腺激素刺激的强度改变而有所变化，其功能的兴衰还与卵巢本身所含卵子的数量及伴随排卵的卵泡消耗有关。女性一生卵巢功能的兴衰，在下文将按胎儿期、新生期、儿童期与成人期4个时期分述。

（一）胎儿期卵巢

人类胎儿期卵巢的发生分4个阶段，包括性腺未分化阶段；性腺分化阶段；卵原细胞有丝分裂及卵母细胞形成阶段；卵泡形成阶段。

1.性腺未分化阶段

大约在胚胎的第5周，中肾之上的体腔上皮及其下方的间充质增生，凸向腹腔形成生殖嵴。生殖嵴的上皮细胞向内增生伸入间充质（髓质），形成指状上皮索即原始生殖索，此为性腺内支持细胞的来源，此后原始生殖索消失。原始生殖细胞来自卵黄囊壁内，胚胎第4周仅有1 000～2 000个细胞，胚胎第6周移行到生殖嵴。

生殖细胞在移行过程增殖，至胚胎第6周原始生殖细胞有丝分裂至10 000个，至胚胎第6周末性腺含有生殖细胞和来自体腔上皮的支持细胞及生殖嵴的间充质。生殖细胞是精子和卵子的前体，此时性腺无性别差异，称为原始性腺。

2.性腺分化阶段

胚胎第 6～8 周,性腺向睾丸或向卵巢分化取决于性染色体。Y 染色体上存在一个性别决定区(sex-determining region of Y chromosome,SRY),它使原始性腺分化为睾丸。当性染色体为 XX 时,体内无决定睾丸分化的基因,原始性腺在胚胎第 6～8 周向卵巢分化,生殖细胞快速有丝分裂为卵原细胞为卵巢分化的第一征象,至第 16～20 周卵原细胞数目达到 600 万～700 万。

3.卵母细胞形成

胚胎第 11～12 周,卵原细胞开始进入第一次减数分裂,此时卵原细胞转变为卵母细胞。至出生时,全部卵母细胞处减数分裂前期的最后阶段——双线期,并停留在此阶段,抑制减数分裂向前推进的因子可能来自颗粒细胞。卵母细胞减数分裂的激活第一次是在排卵时(完成第一次减数分裂),第二次是在精子穿入时(完成第二次减数分裂)。卵母细胞经历二次减数分裂,每次排出一个极体,最后形成成熟卵细胞。

4.卵泡形成阶段

第 18～20 周卵巢髓质血管呈指状,逐渐伸展突入卵巢皮质。随着血管的侵入,皮质细胞团被分割成越来越小的片段。随血管进入的血管周围细胞(间充质或上皮来源为颗粒细胞前体)包绕卵母细胞形成始基卵泡。始基卵泡形成过程与卵母细胞减数分裂是同步的,出生时所有处在减数分裂双线期的卵母细胞均以始基卵泡的形式存在。但卵母细胞一旦被颗粒细胞前体包绕,卵泡即以固定速率进入自主发育和闭锁的轨道。

至出生时卵巢内生殖细胞总数下降至 100 万～200 万个,生殖细胞的丢失发生在生殖细胞有丝分裂、减数分裂各个阶段,以及最后卵泡形成阶段。染色体异常将促进生殖细胞的丢失,一条 X 染色体缺失(45,X)者的生殖细胞移行及有丝分裂均正常,但卵原细胞不能进入减数分裂,致使卵原细胞迅速丢失,出生时卵巢内无卵泡,性腺呈条索状。

(二)新生儿期卵巢

出生时卵巢直径 1 cm,重量 250～350 mg,皮质内几乎所有的卵母细胞均包含在始基卵泡内;可以看到不同发育程度的卵泡,卵巢可呈囊性,这是因为出生后 1 年内垂体促性腺素中的卵泡刺激素(FSH)持续加强对卵巢的刺激,出生 1～2 年时促性腺激素水平下降至最低点。

(三)儿童期卵巢

儿童期的特点是血浆垂体促性腺激素水平低下,下丘脑功能活动处抑制状态,垂体对促性腺激素释放激素不反应。但是儿童期卵巢并不是静止的,卵泡仍以固定速率分期分批自主发育和闭锁。当然,由于缺乏促性腺素的支持,卵泡经常是发育到窦前期即闭锁,因此,此期卵泡不可能有充分的发育和功能表现。但卵泡闭锁使卵泡的残余细胞加入卵巢的间质部分,并使儿童期卵巢增大。

(四)成年期(青春期-生殖期-围绝经期-绝经后期)

至青春期启动时,生殖细胞下降到 30 万~50 万个。在以后 35~40 年的生殖期,将有 400~500 个卵泡被选中排卵,每一个卵泡排卵将有 1 000 个卵泡伴随生长,随之闭锁丢失。至绝经期,卵泡仅剩几百个;在绝经前的最后 10~15 年,卵泡丢失加速,这可能与该期促性腺素逐渐升高有关。

在女性生殖期,由卵泡成熟、排卵及黄体形成组成的周而复始的活动是下丘脑-垂体-卵巢之间相互作用的结果。下丘脑神经激素、垂体促性腺素及卵泡和黄体产生的甾体激素,以及垂体和卵巢的自分泌/旁分泌共同参与排卵活动的调节。

二、女性一生各阶段的生理特点

女性一生根据生理特点可按年龄划分为新生儿期、儿童期、青春期、性成熟期、围绝经期、绝经后期及老年期 6 个阶段。掌握女性各个生理阶段的特点,对各个生理时期的生殖健康保健十分重要。

(一)新生儿期

出生后 4 周内称新生儿期。女性胎儿在母体内受胎盘及母体性腺所产生的女性激素影响,出生时新生儿可见外阴较丰满,乳房隆起或有少许泌乳;出生后脱离胎盘循环,血中女性激素水平迅速下降,可出现少量阴道流血,这些生理变化短期内均自然消退。

(二)儿童期

从出生 4 周到 12 岁左右称儿童期。此期生殖器由于无性激素作用,呈幼稚型,阴道狭长,约占子宫全长的 2/3,子宫肌层薄。在儿童期后期(8 岁以后),下丘脑促性腺激素释放激素(GnRH)抑制状态解除,GnRH 开始分泌,垂体合成和分泌促性腺激素,卵巢受垂体促性腺激素作用开始发育并分泌雌激素。机体在雌激素作用下逐步出现第二性征发育和女性体态,卵巢内卵泡在儿童期由于自主发育和后期在促性腺激素的作用下耗损,至青春期生殖细胞下降至 30 万个。

(三)青春期

青春期是自第二性征开始发育至生殖器官逐渐发育成熟获得生殖能力(性

成熟)的一段生长发育期。世界卫生组织(WHO)将青春期年龄定为 10～19 岁。这一时期的生理特点如下。

1.第二性征发育和女性体态

乳房发育是青春期的第一征象(平均 9.8 岁),以后阴毛腋毛生长(平均 10.5 岁),至 13～14 岁女孩第二性征发育基本达成年型。骨盆横径发育大于前后径;脂肪堆积于胸部、髋部、肩部形成女性特有体态。

2.生殖器官发育(第一性征)

由于促性腺激素作用卵巢逐渐发育增大,卵泡开始发育和分泌雌激素,促使内外生殖器开始发育。外生殖器从幼稚型变为成人型,大小阴唇变肥厚,色素沉着,阴阜隆起,阴毛长度和宽度逐渐增加,阴道黏膜变厚并出现皱襞,子宫增大,输卵管变粗。

3.生长突增

在乳房发育开始 2 年以后(11～12 岁),女孩身高增长迅速,每年增高 5～7 cm,最快可达 11 cm。这一现象称生长突增,与卵巢在促性腺激素作用下分泌雌激素,以及与生长激素、胰岛素样生长因子的协同作用有关。直至月经来潮后,生长速度减缓,与此同时卵巢分泌的雌激素量增多,具有促进骨骺愈合的作用。

4.月经来潮

女孩第一次月经来潮称月经初潮,为青春期的一个里程碑,标志着卵巢产生的雌激素已足以使子宫内膜增殖,在雌激素达到一定水平而有明显波动时,引起子宫内膜脱落即出现月经。月经初潮为卵巢具有产生足够雌激素能力的表现,但由于此时中枢对雌激素的正反馈机制尚未成熟,因而卵泡即使能发育成熟也不能排卵。因此,初潮后一段时期内因排卵机制未臻成熟,月经一般无一定规律,甚至可反复发生无排卵性功能失调性子宫出血。

5.生殖能力

规律的周期性排卵是女性性成熟并获得生殖能力的标志。多数女孩在初潮后需 2～4 年建立规律性周期性排卵,此时女孩虽已初步具有生殖能力,但整个生殖系统的功能尚未完善。

(四)性成熟期

性成熟期一般在 18 岁左右开始,历时 30 年。每个生殖周期,生殖器官各部及乳房在卵巢分泌的性激素周期性作用下发生利于生殖的周期性变化。

(五)围绝经期

1994 年,世界卫生组织将围绝经期定义为始于卵巢功能开始衰退直至绝经后 1 年内的一段时期。

卵巢功能开始衰退一般始于 40 岁以后,该期以无排卵月经失调为主要症状,可伴有阵发性潮热、出汗等,历时短至 1～2 年,长至 10 余年。若长时间无排卵,子宫内膜长期暴露于雌激素作用,因无孕激素保护,此时期妇女为子宫内膜癌的高发人群。至卵巢功能完全衰竭时,则月经永久性停止,称绝经。中国妇女的平均绝经年龄为 50 岁左右。

绝经后卵巢内卵泡发育及雌二醇的分泌停止,此期因体内雌激素的急剧下降,血管舒缩症状加重,并可出现神经精神症状,表现为潮热出汗、情绪不稳定、不安、抑郁或烦躁、失眠等。

(六)绝经后期及老年期

绝经后期是指绝经 1 年后的生命时期。绝经后期的早期虽然卵巢内卵泡耗竭,卵巢分泌雌激素的功能停止,但卵巢间质尚有分泌雄激素功能,此期经雄激素外周转化的雌酮成为循环中的主要雌激素。肥胖者雌酮转化率高于消瘦者。由于绝经后体内雌激素明显下降,特别是循环中雌二醇降低,出现低雌激素相关症状及疾病,如心血管疾病、骨矿含量丢失等。但由于雌酮升高,以及其对子宫内膜的持续刺激作用,该期仍可能发生子宫内膜癌。妇女 60 岁以后机体逐渐老化,进入老年期。卵巢间质的内分泌功能逐渐衰退,生殖器官逐渐萎缩,此时骨质疏松症甚至骨折发生率增加。

第二节　女性生殖内分泌调节

在脑部存在两个调节生殖功能的部位,即下丘脑和垂体。多年来的科学研究已揭示了下丘脑-垂体-卵巢激素的相互作用与女性排卵周期性的动态关系。这种动态关系涉及下丘脑-垂体生殖激素对卵巢功能的调节,以及卵巢激素对下丘脑-垂体分泌生殖激素的反馈调节,此为下丘脑-垂体-卵巢(hypothalamus-pituitary-ovary,H-P-O)的内分泌调节轴。近年研究还发现垂体和卵巢的自分泌/旁分泌在卵巢功能的调节中起重要作用。

在女性生殖周期中卵巢激素的周期性变化对生殖器官的作用,使生殖器官出现有利于生殖的周期性变化。在灵长类,雌性生殖周期若未受孕,则最明显的特征是周期性的子宫内膜脱落所引起的子宫周期性出血,称月经。因而,灵长类雌性生殖周期也称月经周期。

一、中枢生殖调节激素

中枢生殖调节激素包括下丘脑和腺垂体分泌的与生殖调节有关的激素。

(一)下丘脑促性腺激素释放激素

1.化学结构

GnRH是控制垂体促性腺激素分泌的神经激素,其化学结构由10个氨基酸(焦谷氨酸、组氨酸、色氨酸、丝氨酸、酪氨酸、甘氨酸、亮氨酸、精氨酸、脯氨酸及甘氨酸)组成。

2.产生部位及运输

GnRH主要是由下丘脑弓状核的GnRH神经细胞合成和分泌。GnRH神经元分泌的GnRH经垂体门脉血管输送到腺垂体。

3.GnRH的分泌特点及生理作用

下丘脑GnRH的生理分泌称持续的脉冲式节律分泌,其生理作用为调节垂体卵泡刺激素(FSH)和促黄体生成素(LH)的合成和分泌。

4.GnRH分泌调控

GnRH的分泌受来自血流的激素信号的调节,如垂体促性腺激素和性激素的反馈调节,包括促进作用的正反馈和抑制作用的负反馈。控制下丘脑GnRH分泌的反馈有长反馈、短反馈和超短反馈。长反馈是指性腺分泌到循环中的性激素的反馈作用;短反馈是指垂体激素的分泌对下丘脑GnRH分泌的负反馈;超短反馈是指GnRH对其本身合成的抑制。另外,来自中枢神经系统更高中枢的信号还可以通过多巴胺、去甲肾上腺素、儿茶酚胺、内啡肽及五羟色胺和褪黑素等一系列神经递质调节GnRH的分泌。

(二)垂体生殖激素

腺垂体分泌的直接与生殖调节有关的激素有促性腺激素和催乳素。

1.促性腺激素

促性腺激素包括FSH和LH,它们是由腺垂体促性腺激素细胞分泌的。FSH和LH均为由α和β两个亚基组成的糖蛋白激素,LH的相对分子质量约为28 000,FSH的相对分子质量约为33 000。FSH、LH、人绒毛膜促性腺激素

(HCG)和促甲状腺激素(TSH)4种激素的α亚基完全相同,β亚基不同。α亚基和β亚基均为激素活性所必需的,单独的α亚基或β亚基不具有生物学活性,只有两者结合形成完整的分子结构才具有活性。

2.催乳素

催乳素主要由垂体前叶催乳素细胞合成分泌,催乳素细胞占垂体细胞总数的1/3～1/2。另外,子宫内膜的蜕膜细胞或蜕膜样间质细胞也可分泌少量的催乳素。催乳素能影响下丘脑-垂体-卵巢轴,正常水平的催乳素对卵泡的发育非常重要。过高的催乳素水平会抑制GnRH、LH和FSH的分泌,抑制卵泡的发育和排卵,导致排卵障碍。因此,高催乳素血症患者会出现月经稀发和闭经。

垂体催乳素的分泌主要受下丘脑分泌的激素或因子调控。多巴胺是下丘脑分泌的最主要的催乳素抑制因子,它与催乳素细胞上的D_2受体结合后发挥作用。多巴胺能抑制催乳素mRNA的表达、催乳素的合成及分泌,是目前已知的最强的催乳素抑制因子。一旦下丘脑多巴胺分泌减少或下丘脑-垂体间多巴胺转运途径受阻,就会出现高催乳素血症。下丘脑分泌的催乳素释放因子包括促甲状腺素释放激素(TRH)、血管升压素、缩宫素等。TRH能刺激催乳素mRNA的表达,促进催乳素的合成与分泌。原发性甲状腺功能减退者发生的高催乳素血症就与患者体内的TRH升高有关。血管升压素和缩宫素对催乳素分泌的影响很小,可能不具有临床意义。

许多生理活动都可影响体内的催乳素水平。睡眠后催乳素分泌显著增加,直到睡眠结束;醒后分泌减少。一般说来,人体内催乳素水平在早晨5:00～7:00最高,9:00～11:00最低,下午较上午高。精神状态也影响催乳素的分泌,激动或紧张时催乳素分泌显著增加。另外,高蛋白饮食、性交和哺乳等也可使催乳素分泌增加。

(三)卵巢生理周期及调节

本部分将阐述卵巢内卵泡发育、排卵及黄体形成至退化的生理周期变化及调节,以及垂体促性腺激素与卵巢激素相互作用关系;卵巢内激素关系与形态学和自分泌/旁分泌活动的关系使卵巢活动周而复始。

1.卵泡的发育

近年来随着生殖医学的发展,人们对卵泡发育的过程有了进一步的了解。目前认为卵泡的发育成熟过程跨越的时间很长,仅从有膜的窦前卵泡发育至成熟卵泡就需要85天。

始基卵泡直径约30 μm,由一个卵母细胞和一层扁平颗粒细胞组成。新生儿两侧卵巢内共有 100 万～200 万个始基卵泡,青春期启动时有 20 万～40 万个始基卵泡。性成熟期每月有 1 个卵泡发育成熟,女性一生中共有 400～500 个始基卵泡最终发育成成熟卵泡。

初级卵泡是由始基卵泡发育而来的,直径＞60 μm,此期的卵母细胞增大,颗粒细胞也由扁平变为立方形,但仍为单层。初级卵泡的卵母细胞和颗粒细胞之间出现了一层含糖蛋白膜,称为透明带。透明带是由卵母细胞和颗粒细胞共同分泌形成的。

初级卵泡进一步发育,形成次级卵泡。次级卵泡的直径＜120 μm,由卵母细胞和多层颗粒细胞组成。

初级卵泡和次级卵泡均属窦前卵泡。随着次级卵泡的进一步发育,卵泡周围的间质细胞生长分化成卵泡膜,卵泡膜分为内泡膜层和外泡膜层两层。古根(Gougen)根据卵泡膜内层细胞和颗粒细胞的生长,把有膜卵泡的生长分成 8 个等级。

次级卵泡在第 1 个月经周期的黄体期进入第 1 级,1 级卵泡仍为窦前卵泡。约 25 天后在第 2 个月经周期的卵泡期发育成 2 级卵泡,此时颗粒细胞间积聚的卵泡液增加融合成卵泡腔,因此这种卵泡被称为窦腔卵泡,从此以后的卵泡均为窦腔卵泡。卵泡液中含有丰富的类固醇激素、促性腺激素和生长因子,它们对卵泡的发育具有极其重要的意义。20 天后在黄体期末转入第 3 级,14 天后转入第 4 级,4 级卵泡直径约 2 mm。10 天后,在第 3 个月经周期的黄体晚期转入第 5 级。5 级卵泡为卵泡募集的对象,被募集的卵泡从此进入第 6、7、8 级,每级之间间隔 5 天。

(1)初始募集:静止的始基卵泡进入到卵泡生长轨道的过程称为初始募集,初始募集的具体机制尚不清楚。目前认为静止的始基卵泡在卵巢内同时受到抑制因素和刺激因素的影响,当刺激因素占上风时就会发生初始募集。FSH 水平升高可导致初始募集增加,这说明 FSH 能刺激初始募集的发生。但是始基卵泡上没有 FSH 受体,因此 FSH 对初始募集的影响可能仅仅是一种间接影响。

一些局部生长因子在初始募集的启动中可能起关键作用,如生长分化因子-9(growth differentiation factor-9,GDF-9)和配体等。GDF-9 是转化生长因子/激活素家族中的一员,由卵母细胞分泌,对大鼠的初始募集至关重要。GDF-9 发生基因突变时,大鼠的始基卵泡很难发展到初级卵泡。kit 配体是由颗粒细胞分泌的,它与卵母细胞和颗粒细胞上的 kit 受体结合。kit 配体是初始募集发生的关键因子之一。

（2）营养生长阶段：从次级卵泡到 4 级卵泡的生长过程很缓慢，次级卵泡及其以后各期卵泡的颗粒细胞上均有 FSH、雌激素和雄激素受体。卵泡膜层也是在次级卵泡期形成，卵泡膜细胞上有 LH 受体。由于卵泡上存在促性腺激素受体，所以促性腺激素对该阶段的卵泡生长也有促进作用。

不过促性腺激素对该阶段卵泡生长的影响较小。即使没有促性腺激素的影响，卵泡也可以发展成早期窦腔卵泡。与促性腺激素水平正常时的情况相比，缺乏促性腺激素时卵泡生长得更慢，生长卵泡数更少。

由于该阶段卵泡的生长对促性腺激素的依赖性很小，可能更依赖卵巢的局部调节，如胰岛素样生长因子和转化生长因子 β 等，因此 Gougen 称为营养生长阶段。

（3）周期募集：在黄体晚期，生长卵泡发育成直径 2～5 mm 的 5 级卵泡。绝大部分 5 级卵泡将发生闭锁，只有少部分 5 级卵泡在促性腺激素（主要是 FSH）的作用下，可以继续生长发育并进入到下个月经周期的卵泡期。这种少部分 5 级卵泡被募集到继续生长的轨道的过程，就称为周期募集。

4 级卵泡以后的各级卵泡的生长对促性腺激素的依赖很大，如果促性腺激素水平比较低，这些卵泡将发生闭锁。另外，雌激素也能促进这些卵泡的生长，因此雌激素有抗卵泡闭锁的作用。在青春期前也有卵泡生长，但是由于促性腺激素水平低，这些生长卵泡在周期募集发生前都闭锁了。在青春期启动后下丘脑-垂体-卵巢轴被激活，促性腺激素分泌增加，周期募集才开始成为可能。

在黄体晚期，黄体功能减退，雌孕激素水平下降，促性腺激素水平轻度升高。在升高的促性腺激素的作用下，一部分 5 级卵泡被募集，从而可以继续生长。由此可见，周期募集的关键因素是促性腺激素。

（4）促性腺激素依赖生长阶段：周期募集后的卵泡的生长依赖促性腺激素，目前认为 5 级以后卵泡的生长都需要一个最低水平的 FSH，即"阈值"。只有 FSH 水平达到或超过阈值时，卵泡才能继续生长，否则卵泡将闭锁。因此 5 级及其以后的卵泡生长阶段被称为促性腺激素依赖生长阶段。雌激素对该阶段卵泡的生长也有促进作用，雌激素可使卵泡生长所需的 FSH 阈值水平降低。

（5）优势卵泡的选择：周期募集的卵泡有多个，但是最终只有一个卵泡发育为成熟卵泡并发生排卵。这个将来能排卵的卵泡被称为优势卵泡，选择优势卵泡的过程称为优势卵泡的选择。

优势卵泡的选择发生在卵泡早期（月经周期的第 5～7 天）。目前认为优势卵泡的选择与雌激素的负反馈调节有关，优势卵泡分泌雌激素的能力强，其卵泡液中的雌激素水平高。一方面,雌激素能在卵泡局部协同 FSH,促进颗粒细胞的生长,提高卵泡对 FSH 的敏感性。另一方面,雌激素对垂体 FSH 的分泌具有负反馈抑制作用,使循环中的 FSH 水平下降。卵泡中期,随着卵泡的发育和雌激素分泌的增加,FSH 分泌减少。优势卵泡分泌雌激素能力强,对 FSH 敏感,因此其生长对 FSH 的依赖较小,可继续发育。分泌雌激素能力低的卵泡,其卵泡液中的雌激素水平低,对 FSH 不敏感,生长依赖于高水平的 FSH,FSH 水平下降时它们将闭锁。

(6)排卵:成熟卵泡也被称为格拉夫卵泡,直径可达 20 mm 以上。成熟卵泡破裂,卵母细胞排出,这个过程称为排卵。排卵发生在卵泡晚期,此时雌二醇水平迅速上升并达到峰值,该峰值水平可达 350 pg/mL 以上。高水平的雌二醇对下丘脑-垂体产生正反馈,诱发垂体 LH 峰性分泌,形成 LH 峰。LH 峰诱发排卵,在 LH 峰出现 36 小时后发生排卵。

排卵需要黄体酮和前列腺素。排卵前的 LH 峰诱导颗粒细胞产生孕激素受体,孕激素受体缺陷者存在排卵障碍,这说明孕激素参与排卵的调节。排卵前的 LH 峰激活环氧合酶(cyclooxygenase-2,COX-2)的基因表达,COX-2 合成增加,前列腺素生成增多。前列腺素缺乏会导致排卵障碍,这说明前列腺素也参与排卵的调节。

排卵过程的具体机制尚不清楚,下面把目前的一些认识做一简介。LH 峰激活卵丘细胞和颗粒细胞内的透明质酸酶的基因表达,透明质酸酶的增加使卵丘膨大,目前认为卵泡膨大是排卵的必要条件之一。LH 峰还激活溶酶体酶,在溶酶体酶的作用下排卵斑形成。孕激素的作用是激活排卵相关基因的转录,前列腺素参与排卵斑的形成过程。排卵斑破裂是蛋白水解酶作用的结果,这些酶包括纤溶酶原激活物和基质金属蛋白酶等。

(7)卵泡闭锁:在每一个周期中都有许多卵泡生长发育。但是,最终每个月只有 1 个卵泡发育为成熟卵泡并排卵,其余的绝大多数(99.9%)卵泡都闭锁了。在卵泡发育的各个时期都可能发生卵泡闭锁。卵泡闭锁属于凋亡范畴,一些生长因子和促性腺激素参与其中。

2.卵母细胞的变化

在卵泡发育的过程中,卵母细胞也发生了重大变化。随着卵泡的增大,卵母细胞的体积也不断增大。始基卵泡的卵母细胞为处于减数分裂前期Ⅰ的初级卵母细胞,LH 峰出现后进入到减数分裂中期Ⅰ,排卵前迅速完成第一次减数分裂,形成 2 个子细胞:次级卵母细胞和第一极体。次级卵母细胞很快进入到减数分裂中期Ⅱ,且停止于该期。直到受精后才会完成第二次减数分裂。

3.卵泡发育的调节

FSH 是促进卵泡发育的主要因子之一,窦前期卵泡和窦腔卵泡的颗粒细胞膜上均有 FSH 受体,FSH 本身能上调 FSH 受体的基因表达。FSH 能刺激颗粒细胞的增殖,激活颗粒细胞内的芳香化酶。另外 FSH 还能上调颗粒细胞上 LH 受体的基因表达。LH 受体分布于卵泡膜细胞和窦期卵泡的颗粒细胞上,对卵泡的生长发育也很重要。LH 的主要作用是促进卵泡膜细胞合成雄激素,后者是合成雌激素的前体。

雌激素参与卵泡生长发育各个环节的调节,颗粒细胞和卵泡膜细胞均为雌激素的靶细胞。雌激素能刺激颗粒细胞的有丝分裂,促进卵泡膜细胞上 FSH 受体和 LH 受体的基因表达。雌激素在窦腔形成和优势卵泡选择的机制中居重要地位。雄激素在卵泡发育中的作用目前尚不清楚,但临床上有证据提示,雄激素过多可导致卵泡闭锁。

(四)卵巢的自分泌/内分泌

蛋白因子这 3 种卵泡内还有许多蛋白因子,如抑制素、激活素、胰岛素样生长因子等,它们也参与卵泡发育的调节,但是具体作用还有待于进一步的研究。

1.抑制素、激活素和卵泡抑素

这 3 种蛋白因子属同一家族的肽类物质,由颗粒细胞在 FSH 作用下产生。抑制素是抑制垂体 FSH 分泌的重要因子。激活素的作用是刺激 FSH 释放,在卵巢局部起增强 FSH 的作用。卵泡抑素具有抑制 FSH 活性的作用,可能通过与激活素结合来发挥作用。

抑制素是由 α、β 两个亚单位组成,其中 β 亚单位主要有两种,即 β_A 和 β_B。α 亚单位和 β_A 亚单位组成的抑制素称为抑制素 A($\alpha\beta_A$),α 亚单位和 β_B 亚单位组成的抑制素称为抑制素 B($\alpha\beta_B$)。激活素是由构成抑制素的 β 亚单位两两结合而成,由两个 β_A 亚单位组成的称为激活素 A($\beta_B\beta_A$),由两个 β_B 亚单位组成的称为激活素 B($\beta_B\beta_B$),由一个 β_A 亚单位和一个 β_B 亚单位组成的称为激活素 AB($\beta_A\beta_B$)。近年又有一些少见的 β 亚单位被发现,目前尚不清楚它们的分布和作用。

在整个卵泡期抑制素 A 水平都很低,随着 LH 的出现,抑制素 A 的水平也开始升高,黄体期达到峰值,其水平与黄体酮水平平行。黄体晚期抑制素水平很低,此时 FSH 水平升高,5 级卵泡募集。卵泡早期,FSH 水平升高,激活素和抑制素 B 水平也升高。卵泡中期抑制素 B 达到峰值,此时由于卵泡的发育和抑制素 B 水平的升高,FSH 水平下降,因此发生了优势卵泡的选择。优势卵泡主要分泌抑制素 A。排卵后，黄体形成，黄体主要分泌激活素 A 和抑制素 A。因此卵泡晚期和黄体期，抑制素 B 水平较低。绝经后，卵泡完全耗竭，抑制素分泌也停止。除卵巢外，体内其他一些组织器官也分泌激活素，因此绝经后妇女体内的激活素水平没有明显的变化。由于抑制素 B 主要由早期卵泡分泌，因此它可以作为评估卵巢储备功能的指标。同样的道理，抑制素 A 可以作为评估优势卵泡发育情况的指标。

2.胰岛素样生长因子(insulin-like growth factor,IGF)

IGF 为低相对分子质量的单链肽类物质，其结构和功能与胰岛素相似，故以胰岛素样生长因子称之。IGF 有两种：IGF-Ⅰ和 IGF-Ⅱ。循环中的 IGF-Ⅰ由肝脏合成(生长激素依赖)，通过循环到达全身各组织发挥生物效应。近年，大量研究表明，体内多数组织能合成 IGF-Ⅰ，其产生受到生长激素或器官特异激素的调节。卵巢产生的 IGF 量仅次于子宫和肝脏。在卵巢，IGF 产生于卵泡颗粒细胞和卵泡膜细胞，促性腺素对其产生具有促进作用。

IGF 对卵巢的作用已经阐明，IGF 受体在人卵巢的颗粒细胞和卵泡膜细胞均有表达。已证明 IGF-Ⅰ具有促进促性腺素对卵泡膜和颗粒细胞的作用，包括颗粒细胞增殖、芳香化酶活性、LH 受体合成及抑制素的分泌。IGF-Ⅱ对颗粒细胞有丝分裂也有刺激作用。在人类卵泡细胞，IGF-Ⅰ协同 FSH 刺激蛋白合成和类固醇激素合成。在颗粒细胞上出现 LH 受体时，IGF-Ⅰ能提高 LH 的促黄体酮合成作用及刺激颗粒细胞黄体细胞的增殖。IGF-Ⅰ与 FSH 协同促进排卵前卵泡的芳香化酶活性。因此，IGF-Ⅰ对卵巢雌二醇和黄体酮的合成均具有促进作用。另外，IGF-Ⅰ的促卵母细胞成熟和促受精卵卵裂的作用在动物实验中得到证实，离体实验表明，IGF-Ⅰ对人未成熟卵具有促成熟作用。

有 6 种 IGF 结合蛋白(insnlin like growth binding proteins,IGFBPs)，即 IGFBP-1～IGFBP-6，其作用是与 IGF 结合，调节 IGF 的作用。游离状态的 IGFs 具有生物活性，与 IGFBP 结合的 IGFs 无生物活性。另外，IGFBPs 对细胞还具有与生长因子无关的直接作用。卵巢局部产生的 IGFBP 其基本功能是通过在局部与 IGFs 结合，从而降低 IGFs 的活性。

IGF 的局部活性还可受到蛋白水解酶的调节，蛋白水解酶可调节 IGFBP 的活性。雌激素占优势的卵泡液中 IGFBP-4 浓度非常低；相反，雄激素占优势的卵泡液中有高浓度的 IGFBP-4。蛋白水解酶可降低 IGFBP 的活性及提高 IGF 的活性，这是保证优势卵泡正常发育的另一机制。

3.抗米勒激素

抗米勒激素由颗粒细胞产生,具有抑制卵母细胞减数分裂和直接抑制颗粒细胞和黄体细胞增殖的作用,并可抑制表皮生长因子对细胞增殖的刺激。

4.卵母细胞成熟抑制因子(oocyte maturation inhibitor,OMI)

OMI 由颗粒细胞产生,具有抑制卵母细胞减数分裂的作用,卵丘的完整性是其活性的保证,LH 排卵峰能克服或解除其抑制作用。

5.内皮素-1

内皮素-1 是肽类物质,产生于血管内皮细胞,以前称之为黄素化抑制因子,可以抑制 LH 促进的黄体酮分泌。

(五)黄体

排卵后卵泡壁塌陷,卵泡膜内的血管和结缔组织伸入到颗粒细胞层。在 LH 的作用下,颗粒细胞继续增大,空泡化,积聚黄色脂质,形成黄色的实体结构,称为黄体。颗粒细胞周围的卵泡膜细胞也演化成卵泡膜黄体细胞,成为黄体的一部分。如不受孕,黄体仅维持 14 天,以后逐渐被结缔组织取代,形成白体。受孕后黄体可维持 6 个月,以后也将退化成白体。

LH 是黄体形成的关键因素,研究表明它对黄体维持也有重要的意义。在黄体期,黄体细胞膜上的 LH 受体数先进行性增加,以后再减少。但是即使在黄体晚期,黄体细胞上也含有大量的 LH 受体。缺少 LH 时,黄体酮分泌会明显减少。

在非孕期,黄体的寿命通常只有 14 天左右。非孕期黄体退化的机制目前尚不清楚,用 LH 及其受体的变化无法解释。有研究者认为可能与一些调节细胞凋亡的基因有关。

二、下丘脑-垂体-卵巢轴激素的相互关系

下丘脑-垂体-卵巢轴是一个完整而协调的神经内分泌系统。下丘脑通过分泌 GnRH 控制垂体 LH 和 FSH 的释放,从而控制性腺发育和性激素的分泌,卵巢在促性腺激素作用下,发生周期性排卵并伴有卵巢性激素分泌的周期性变化,而卵巢性激素对中枢生殖调节激素的合成和分泌又具有反馈调节作用,从而使循环中 LH 和 FSH 呈密切相关的周期性变化。

性激素反馈作用于中枢使下丘脑 GnRH 和垂体促性腺激素合成或分泌增加时,称正反馈;反之,使下丘脑 GnRH 和垂体促性腺激素合成或分泌减少时,称负反馈。

当循环中雌激素低于 200 pg/mL 时对垂体 FSH 的分泌起抑制作用(负反馈),因此,在卵泡期,随卵泡发育,由于卵巢雌激素分泌的增加,垂体释放 FSH 受到抑制,使循环中 FSH 下降。当卵泡接近成熟,卵泡分泌雌激素使循环中雌激素达到高峰,当循环中雌激素浓度达到或高于 200 pg/mL 时,即刺激下丘脑 GnRH 和垂体 LH、FSH 大量释放(正反馈),形成循环中的 LH、FSH 排卵峰。然后成熟卵泡在 LH、FSH 排卵峰的作用下排卵,继后黄体形成,卵巢不仅分泌雌激素,还分泌黄体酮。黄体期无论是垂体 LH 和 FSH 的释放还是合成均受到抑制作用,循环中 LH、FSH 下降,卵泡发育受限制。黄体萎缩时,循环中雌激素和孕激素水平下降。可见下丘脑-垂体-卵巢轴分泌的激素的相互作用是女性生殖周期运转的机制,卵巢是调节女性生殖周期的重要环节。若未受孕,卵巢黄体萎缩,致使子宫内膜失去雌、孕激素的支持而萎缩、坏死,引起子宫内膜脱落和出血。因此月经来潮是一个生殖周期生殖失败及一个新的生殖周期开始的标志。

第三节　子宫内膜及其他生殖器官的周期性变化

卵巢周期中,卵巢分泌的雌、孕激素作用于子宫内膜及生殖器官,使其发生支持生殖的周期性变化。

一、子宫内膜周期性变化及月经

(一)子宫内膜的组织学变化

子宫内膜在解剖结构上分为基底层和功能层。基底层靠近子宫肌层,对月经周期中激素变化没有反应。功能层是由基底层再生的增殖带,在月经周期受卵巢雌、孕激素的序贯作用发生周期性变化;若未受孕,则功能层在每一周期最后脱落伴子宫出血,临床上表现为月经来潮。下文将以月经周期为 28 天为例来描述子宫内膜的组织学形态变化。

1.增殖期

子宫内膜受雌激素影响,内膜的各种成分包括表面上皮、腺体和腺上皮、间质及血管均处在一个增殖生长过程,称为增殖期。与卵巢的卵泡期相对应,子宫内膜的增殖期一般持续 2 周,生理情况下可有 10~20 天波动。子宫内膜厚度自 0.5 mm 增加到 3.5~5.0 mm,以腺体增殖反应最为明显。根据增殖程度一般将其分为早、中和晚期增殖 3 个阶段。增殖期早期(28 天周期的第 4~7 天),腺体狭窄呈管状,内衬低柱状上皮,间质细胞梭形,排列疏松,胞质少,螺旋小动脉位于内膜深层;增殖期中期(28 天周期的第 8~10 天),腺体迅速变长而扭曲,腺上皮被挤压呈高柱状,螺旋小动脉逐渐发育,管壁变厚;增殖期晚期(28 天周期的第 11~14 天),相当于卵泡期雌激素分泌高峰期,子宫内膜雌激素浓度也达高峰,子宫内膜腺体更加弯曲,腺上皮细胞拥挤,致使细胞核不在同一平面而形成假复层,此时腺体向周围扩张,可与邻近腺体紧靠,朝内膜腔的子宫内膜表面形成一层连续的上皮层,含致密的细胞成分的内膜基质此时因水肿变疏松。内膜功能层上半部,间质细胞胞质中含极丰富的 RNA,而下半部的间质细胞仅含少量 RNA,此两部分以后分别成为致密层和海绵层,螺旋小动脉在此期末到达子宫内膜表面的上皮层之下,并在此形成疏松的毛细管网。雌激素作用的子宫内膜生长的另一重要特征是纤毛和微绒毛细胞增加,纤毛发生在周期的第 7~8 天,随着子宫内膜对雌激素反应性增加,围绕腺体开口的纤毛细胞增加,对内膜分泌期的分泌活动十分重要。细胞表面绒毛的生成也是雌激素作用的结果,绒毛是细胞质的延伸,起到增加细胞表面营养物质交换的作用。增殖期以有丝分裂活动为特征,细胞核 DNA 增加,胞质 RNA 合成增加,在子宫的上 2/3 段的子宫内膜功能层即胚泡常见的着床部位最为明显。

2.分泌期

排卵后,子宫内膜除受雌激素影响外,主要受黄体分泌的黄体酮的作用。尽管子宫内膜仍受到雌激素的作用,但由于黄体酮的抗雌激素作用,使子宫内膜的总高度限制在排卵前范围(5~6 mm)。上皮的增殖在排卵后 3 天停止,内膜内其他各种成分在限定的空间内继续生长,导致腺体进行性弯曲及螺旋动脉高度螺旋化。另外黄体酮作用的另一重要特征是使子宫内膜的腺体细胞出现分泌活动,故称为分泌期。根据腺体分泌活动的不同阶段,将分泌期分为早、中和晚期 3 个阶段。分泌期早期(28 天周期的第 16~19 天),50% 以上的腺上皮细胞核下的细胞质内出现含糖原的空泡,称核下空泡,为分泌早期的组织学特征。分泌期中期(28 天周期的 20~23 天),糖原空泡自细胞核下逐渐向腺腔移动,突破腺细胞顶端胞膜,排到腺腔,称顶浆分泌,为分泌中期的组织学特征,此过程历经 7 天。内膜分泌活动在中期促性腺素峰后 7 天达高峰,与胚泡种植时间同步。周期的第 21~22 天为胚泡种植的时间,此时另一突出的特征是子宫内膜基质高度水肿,此变化是由于雌、孕激素作用于子宫内膜产生前列腺素使毛细血管通透性增加所致。分泌晚期(28 天周期的第 24~28 天),腺体排空,可见弯曲扩张的腺体,间质稀少,基质水肿使子宫内膜呈海绵状;此时表层上皮细胞下的间质分化为肥大的前脱膜细胞,其下方的间质细胞分化为富含松弛素颗粒的颗粒间质细胞。排卵后第7～13天(月经周期的第21～27)子宫内膜分泌腺扩张及扭曲最明显,至排卵后第13天,子宫内膜分为3层:不到1/4的组织是无变化的基底层;子宫内膜中部(约占子宫内膜的50%)为海绵层,含高度水肿的间质和高度螺旋化动脉,以及分泌耗竭扩张的腺体;在海绵层之上的表层(约占25%高度)是致密层由水肿肥大呈多面体的间质细胞呈砖砌样致密排列。

3.月经期

月经期即为子宫内膜功能层崩解脱落期。在未受孕情况下,黄体萎缩,雌孕激素水平下降,子宫内膜失去激素支持后最明显的变化是子宫内膜组织的萎陷和螺旋动脉血管明显的舒缩反应。在恒河猴月经期观察到性激素撤退时子宫内膜的血管活动顺序是随着子宫内膜的萎陷,螺旋动脉血流及静脉引流减少,继而血管扩张,以后是螺旋动脉呈节律的收缩和舒张,血管痉挛性收缩持续时间一次比一次长,且一次比一次强,最后导致子宫内膜缺血发白。组织分解脱落机制如下。

(1)血管收缩因子:上述这些变化开始于月经前24小时,导致内膜缺血和淤血。接着血管渗透性增加,白细胞由毛细血管渗透到基质,血管的舒张变化使红细胞渗出至组织间隙,血管表面凝血块形成。此时,分泌期子宫内膜上因组织坏死释放的前列腺素2α($PGF_{2\alpha}$)及前列腺素E_2(PGE_2)水平达到最高。来自腺体细胞的$PGF_{2\alpha}$及脱膜间质细胞的内皮素-Ⅰ(endothelin-Ⅰ)是强效血管收缩因子,血小板凝集产生的血栓素A_2(TXA_2)也具有血管收缩作用,从而使经期发生血管及子宫肌层的节律性收缩,而且全内膜血管收缩在整个经期呈进行性加强,使内膜功能层迅速缺血坏死崩解。

(2)溶酶体酶释放:在内膜分泌期的前半阶段,一些强效的组织溶解酶均限制在溶酶体内,这是因为黄体酮具有稳定溶酶体膜的作用。伴随雌、孕激素水平的下降,溶酶体膜不能维持,酶释放到内皮细胞的细胞质,最后到细胞间隙。这些活性酶将消化细胞,导致前列腺素的释放,红细胞外渗,促进组织坏死和血栓形成。

(3)基质金属蛋白酶家族:具有降解细胞外基质及基底膜的各种成分,包括胶原蛋白、明胶等。当黄体酮从子宫内膜细胞撤退时引起基质金属蛋白酶的分泌,从而导致细胞膜的崩解及细胞外基质的溶解。

(4)细胞凋亡:有相当证据表明细胞因子中,肿瘤坏死因子(tumor necrosis

factor,TNF)是引起细胞凋亡的信号。月经期子宫内膜细胞上 TNF-α 的分泌达到高峰,可抑制子宫内膜的增殖引起细胞凋亡,引起黏连蛋白的丢失,而黏连蛋白的丢失引起细胞间联系的中断。

(二)月经临床表现

正常月经具有周期性,间隔为 24～35 天,平均 28 天。每次月经持续时间称经期,为 2～6 天,出血的第 1 天为月经周期的开始。经量为一次月经的总失血量,月经开始的头 12 小时一般出血量少,第 2～3 天出血量最多,第 3 天后出血量迅速减少。正常月经量为 30～50 mL,超过 80 mL 为月经过多。尽管正常月经的周期间隔、经期及经量均因人而异,但对有规律排卵的妇女(个体)而言,其月经类型相对稳定。周期间隔、经期持续天数及经量变化特点等的任何偏转,均可能是异常子宫出血,而非正常月经。经期一般无特殊症状,但由于前列腺素的作用,有些妇女下腹部及腰骶部有下坠不适或子宫收缩痛,并可出现腹泻等胃肠功能紊乱症状。少数患者可有头痛及轻度神经系统不稳定症状。

二、其他部位生殖器官的周期性变化

(一)输卵管的周期变化

输卵管在生殖中的作用是促进配子运输、提供受精场所和运输早期胚胎。输卵管可分为四部分:伞部、壶腹部、峡部和间质部。每一部分都有肌层和黏膜层,黏膜层由上皮细胞组成,包括纤毛细胞和分泌细胞。

伞部的主要功能是拾卵,这与该部位纤毛细胞的纤毛向子宫腔方向摆动有关。壶腹部是受精的场所,该部位的纤毛细胞的纤毛也向子宫腔方向摆动。峡部的肌层较厚,黏膜层较薄。间质部位于子宫肌壁内,由较厚的肌层包围。

拾卵是通过输卵管肌肉收缩和纤毛摆动实现的,卵子和胚胎的运输主要靠输卵管肌肉收缩实现,纤毛运动障碍可造成输卵管性不孕。肌肉收缩和纤毛活动受卵巢类固醇激素的调节。雌激素促进纤毛的生成,孕激素使上皮细胞萎缩,纤毛脱落。

输卵管液是配子和早期胚胎运输的介质,输卵管液中的成分随月经周期发生周期性变化。

(二)子宫颈黏液的周期变化

子宫颈黏液主要由子宫颈内膜腺体的分泌物组成,此外还包括少量来自子宫内膜和输卵管的液体,以及子宫腔和子宫颈的碎屑和白细胞。子宫颈黏液的分泌受性激素的调节,随月经周期发生规律变化。

1.子宫颈黏液的成分

子宫颈黏液由水、无机盐、低分子有机物和大分子的有机物组成。水是子宫颈黏液中最主要的成分,占总量的85%～95%。无机盐占总量的1%,其主要成分为氯化钠。低分子有机物包括游离的单糖和氨基酸,大分子的有机物包括蛋白质和多糖。

2.羊齿植物叶状结晶

羊齿植物叶状结晶(简称羊齿状结晶)是由蛋白质或多糖与电解质结合而成的。羊齿状结晶并不是子宫颈黏液所特有的,它可以出现在含有电解质、蛋白质或胶态的溶液中,如鼻黏液、唾液、羊水、脑脊液等。一般在月经周期的第8～10天开始出现羊齿状结晶,排卵前期达到高峰。排卵后,在孕激素的作用下羊齿状结晶消失。

3.子宫颈分泌的黏液量

子宫颈腺体的分泌量随月经周期发生变化。卵泡早中期子宫颈每天可分泌黏液20～60 mg,排卵前分泌量可增加10倍,每天高达700 mg。在子宫颈黏液分泌量发生变化的同时,子宫颈黏液的性质也发生了变化。此时的子宫颈黏液拉丝度好,黏性低,有利于精子的穿透。排卵后子宫颈黏液分泌量急剧减少,黏性增加。妊娠后黏液变得更厚,形成黏液栓堵住子宫颈口,可防止细菌和精子的穿透。

(三)阴道上皮周期变化

阴道黏膜上皮细胞受雌、孕激素的影响,也发生周期变化。雌激素使黏膜上皮增生,脱落细胞群中的成熟细胞数量相对增加。孕激素使阴道黏膜上皮细胞大量脱落,中层细胞数量增加。因此我们可以根据阴道脱落细胞来评价女性生殖内分泌状况。

(四)乳房周期性变化

雌激素作用引起乳腺管的增生,而黄体酮则引起乳腺小叶及腺泡生长。在月经前10天,许多妇女有乳房肿胀感和疼痛,可能是由于乳腺管的扩张、充血,以及乳房间质水肿。月经期由于雌、孕激素撤退,这些变化的所有伴随症状将消退。

三、临床特殊情况的思考和建议

本部分介绍了有关垂体与卵巢激素之间的动态关系及女性生殖的周期性特征。与卵巢组织学及自分泌/旁分泌活动相关联的激素变化,使女性生殖内分泌调节系统得以周而复始的周期性运行。这不仅涉及垂体促性腺激素对卵巢卵泡发育、排卵及黄体形成的调节作用,而且涉及伴随卵巢上述功能活动和形态变化的激素分泌对垂体促性腺激素的合成和分泌的反馈调节。女性生殖器官在激素周期性作用下,发生有利于支持生殖的变化,女性的月经生理则包含卵巢激素作用下的子宫内膜变化和出血机理及相关联的临床表现。而激素对生殖器官的生物学效应常用于临床判断有无激素作用和激素作用的程度。对上述生殖周期中生理调节机制的理解是对女性内分泌失常及其所导致的生殖生理功能障碍诊断和处理的基础。

　　规律的月经是女性生殖健康和女性生殖内分泌功能正常运行的标志。一旦出现月经失调,则为生殖内分泌失调的信号。妇科内分泌医师对每一例月经失调的临床思考与其他疾病的共同点是首先找病因即诊断,然后考虑对患者最有利的治疗。但是,由于月经失调对妇女健康影响的特殊性,比如出现影响健康的慢性贫血甚至危及生命的子宫大出血,或由于长期无排卵月经失调使子宫内膜长期无孕激素保护,而暴露于雌激素作用,导致子宫内膜增生病变,如简单型增生、复杂型增生、不典型增生甚至癌变,则必须先针对当时情况处理,前者先止血,后者应先进行转化内膜的治疗。对无排卵性的子宫出血的止血往往采用性激素止血,选用哪类激素止血还应根据患者出血时出血量多少及子宫内膜厚度等因素来决定;对子宫内膜增生病变则需采用对抗雌激素作用的孕激素治疗以转化内膜。临床上,常常是不同的治疗方案可获得相同的治疗效果。因此,并不要求治疗方案的统一,但治疗原则必须基于纠正因无排卵导致的正常月经出血自限机制的缺陷,采用药物逆转雌激素持续作用导致的病变,以及选择不良反应最小的药物,使用最小有效剂量达到治疗目的的应是最佳治疗方案。

　　月经失调的病因诊断则需基于病史和生殖内分泌激素的测定,比如有精神打击、过度运动、节食等应激病史的患者。促性腺激素 LH 低于 3 IU/L 者则可判断为应激所致的低促性腺激素性月经失调,此类患者往往开始表现为月经稀少,最后闭经;伴有阵发性潮热症状患者,测定促性腺激素 FSH 水平高于15 IU/L 者,则判断为卵巢功能衰退引起的月经失调,FSH 高于 30 IU/L 则判断为卵巢功能衰竭。上述疾病的诊断是基于下丘脑-垂体-卵巢轴激素的动态关系。应激性低促性腺激素闭经者应对其进行心理疏导,去除应激原。无论是低促性腺激素性或卵巢功能衰退引起的促性腺激素升高的月经失调,存在低雌激素血症者应给予雌激素替代。雌激素替代是低雌激素患者的基本疗法,这是因为雌激素不仅是维持女性生殖器官发育的激素,还是女性全身健康如青少年骨生长、骨量蓄积及成年人骨量的维持及心血管健康的必需激素。但是,有些月经失调患者如多囊卵巢综合征,常存在多种激素分泌异常、交互影响的复杂病理生理环路,因而治疗应着眼于初始作用,或从多个环节阻断病理生理的恶性循环,后者为综合治疗。

综上所述,月经失调是女性生殖内分泌失常的信号,生殖内分泌失常的病因诊断需要检查维持正常月经的生殖轴功能(生殖激素水平)及有无其他内分泌腺异常干扰。对生殖内分泌失常治疗的临床思考,则不仅仅是去除病因,还应考虑到生殖内分泌失常对女性健康的影响,如月经失调引起的子宫异常出血和子宫内膜病变的治疗,雌激素替代的治疗适合于低雌激素的卵巢功能低落者,正常月经来潮及促进排卵功能恢复的治疗则应针对病因的个体化治疗。因此,生殖内分泌失常的治疗往往是病因治疗、激素治疗、促进排卵功能的恢复三方面,需个性化,据病情实施。

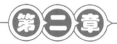

女性生殖系统炎症

第一节 外 阴 炎

外阴与阴道、尿道、肛门相毗邻,经常受到阴道分泌物、经血、尿液和粪便的刺激,若不注意局部清洁,常诱发外阴皮肤与黏膜的炎症。

一、非特异性外阴炎

凡由一般化脓性细菌引起的外阴炎称为非特异性外阴炎,大多为混合性细菌感染,常见病原菌有金黄色葡萄球菌、乙型溶血性链球菌、大肠埃希菌、变形杆菌、厌氧菌等。临床上可分为单纯性外阴炎、毛囊炎、外阴脓疱病、外阴疖病、蜂窝组织炎及汗腺炎等。

(一)单纯性外阴炎

1.病因

当子宫颈或阴道发炎时,阴道分泌物流出刺激外阴可引起外阴炎;穿着透气性差的化纤内裤,外阴皮肤经常湿润或尿瘘、粪瘘患者外阴长期被尿液、大便浸渍均可继发感染而导致外阴炎。

2.临床表现

炎症多发生于小阴唇内、外侧或大阴唇甚至整个外阴部,急性期表现为外阴发红、肿胀、灼热、疼痛,亦可发生外阴糜烂、表皮溃疡或成片湿疹样变。有时并发腹股沟淋巴结肿大、压痛。慢性患者由于长期刺激可出现皮肤增厚、粗糙、皲裂,有时呈苔藓化或色素减退。

3.治疗

(1)去除病因:积极治疗子宫颈炎、阴道炎;改穿棉质内裤;有尿瘘或粪瘘者行修补术;糖尿病尿液刺激引起的外阴炎则应治疗糖尿病。

(2)局部用药:1∶5 000高锰酸钾温热水坐浴,每天2次,清洁外阴后涂1%硫酸新霉素软膏或金霉素软膏。

(3)物理疗法:红外线、微波或超短波局部治疗,均有一定的疗效。

(二)外阴毛囊炎

1.病因

为细菌侵犯毛囊及其所属皮脂腺引起的急性化脓性感染。病原体多为金黄色葡萄球菌,其次为白色葡萄球菌。当全身抵抗力下降,外阴局部不洁或肥胖使表皮摩擦受损均可诱发此病。屡发者应检查有无糖尿病。

2.临床表现

最初出现一个红、肿、痛的小结节,逐渐增大,呈锥状隆起,数天后结节中央组织坏死变软,出现黄色小脓栓,再过数天脓栓脱落,排出脓液,炎症逐渐消退,但常反复发作。

3.治疗

(1)保持外阴清洁,勤换内裤,勤洗外阴,避免进食辛辣食物或饮酒。

(2)出疹较广泛时,可口服头孢类大环内酯类抗生素。已有脓疱者,可用消毒针刺破,并局部涂上1%新霉素软膏或2%莫匹罗星软膏。

(三)外阴疖病

1.病因

由金黄色葡萄球菌或白色葡萄球菌引起。屡发者应检查有无糖尿病。

2.临床表现

开始时毛囊口周围皮肤轻度充血肿痛,逐渐形成高于周围皮肤的紫红色硬结,皮肤表面紧张,有压痛,硬结边缘不清楚,常伴腹股沟淋巴结肿大,以后疖肿中央变软,表面皮肤变薄,并有波动感,继而中央顶端出现黄白色点,不久溃破,脓液排出后,疼痛减轻,红肿消失,逐渐愈合。

3.治疗

保持外阴清洁,早期用1∶5 000高锰酸钾温热水坐浴后涂敷抗生素软膏,以促使炎症消散或局限化,亦可用红外线照射以促使疖肿软化。有明显炎症或发热者应口服抗生素,有人主张用青霉素20万~40万U溶于0.5%普鲁卡因10~20 mL做封闭治疗,封闭时应在疖肿边缘外2~3 cm处注射。当疖肿变软、有波动感时,应切开引流。切口要适当大,以便脓液及坏死组织能顺利排出。但切忌挤压,以免炎症扩散。

(四)外阴急性蜂窝织炎

1.病因

为外阴皮下、筋膜下、肌间隙或深部蜂窝组织的一种急性弥漫性炎症。致病菌以溶血性链球菌为主,其次为金黄色葡萄球菌及厌氧菌。炎症由皮肤或软组织损伤引起。

2.临床表现

特点是病变不易局限化,迅速扩散,与正常组织无明显界限。表浅的急性蜂窝组织炎局部明显红肿、剧痛,并向四周扩大,病变中央常因缺血而坏死。深部的蜂窝织炎,局部红肿不明显,只有局部水肿和深部压痛,疼痛较轻,但病情较严重,有高热、寒战、头痛、全身乏力、白细胞计数升高,压迫局部偶有捻发音。蜂窝组织和筋膜有坏死,以后可有进行性皮肤坏死,脓液恶臭。

3.治疗

早期采用头孢菌素类或青霉素类抗生素口服或静脉滴注。局部可采用热敷或中药外敷,若不能控制,应多处切开引流(切忌过早引流),去除坏死组织,伤口用3%过氧化氢溶液冲洗和湿敷。

(五)外阴汗腺炎

1.病因

青春期外阴部汗腺分泌旺盛,分泌物黏稠,加上继发性葡萄球菌或链球菌感染,致使腺管堵塞导致外阴汗腺炎。

2.临床表现

外阴部有多个瘙痒的皮下小结节,若不及时治疗则会形成脓疱,最后穿破。

3.治疗

保持外阴清洁,宣传教育了解外阴清洁的重要性,避免穿尼龙内裤。早期治疗可用1:5000高锰酸钾液温热坐浴,每天2~3次。外阴清洁后保持干爽。严重时口服或肌内注射抗生素,形成脓疱时切开排脓。

二、婴幼儿外阴炎

(一)病因

由于婴幼儿卵巢功能尚未成熟,外阴发育较差,自我防御机制不健全,因而外阴易受到各种病原体感染导致婴幼儿外阴炎。常见病原体为大肠埃希菌、葡萄球菌、链球菌、淋病奈瑟菌、假丝酵母、滴虫或蛲虫等。传播方式为母亲或保育员的手、衣物、毛巾、浴盆等间接传播;也可由于自身大便污染或外阴不洁等。

(二)临床表现

局部皮肤红肿、疼痛或瘙痒致使婴幼儿烦躁不安及哭闹。检查发现外阴、阴蒂部红肿,尿道口或阴道口充血、水肿或破溃,严重时可致小阴唇粘连,因阴唇粘连覆盖尿道口,尿液由粘连部上方或下方裂隙排出,婴幼儿排尿时因尿液刺激致使疼痛加重而哭闹。

(三)治疗

(1)注意卫生,不穿开裆裤,减少外阴受污染机会。婴幼儿大小便后尤其大便后应清洗外阴,避免用刺激性强的肥皂。清洁外阴后撒布婴儿浴粉或氧化锌粉,以保持外阴干燥。

(2)急性炎症时,用1∶5 000高锰酸钾液坐浴,每天2～3次。坐浴后擦干外阴,可选用下列药物涂敷:①40%紫草油纱布;②炉甘石洗剂;③15%氧化锌粉;④瘙痒明显者可用10%氢化可的松软膏。

(3)阴唇粘连时,粘连处可用两大拇指将两侧阴唇向外、向下轻轻按压使粘连分离。分离后创面用40%紫草油涂敷,以免再度粘连,也可涂擦0.1%雌激素软膏。

(4)口服或静脉滴注抗生素治疗。

三、老年性外阴炎

(一)病因

绝经后,雌激素水平明显降低,外阴脂肪减少,大小阴唇变平,皮肤变薄,弹性消失,阴毛稀疏,腺体减少,容易出现老年性外阴炎。

(二)临床表现

外阴因干枯发痒而搔抓,抓破后易导致感染,轻度摩擦均会引起外阴皮肤损伤。若外阴萎缩范围达肛门周围,导致肛门括约肌张力降低而发生轻度大便失禁,亦可因粪便污染而致炎症。

(三)治疗

保持外阴清洁。外阴瘙痒时可用氢化可的松软膏外涂以缓解瘙痒,而且软膏的润滑作用可使皮肤不会因干燥而发生磨损。症状严重者,如无禁忌证可给予雌激素治疗,口服倍美力0.625 mg,每晚1次,亦可用倍美力阴道软膏局部涂搽。

四、慢性肥厚性外阴炎

(一)病因

慢性肥厚性外阴炎又称外阴象皮肿。病原体为丝虫。其微丝蚴寄生于外阴淋巴系统中,引起淋巴管炎性阻塞,导致皮肤增厚。

(二)临床表现

外阴部皮肤(阴蒂、大小阴唇)呈局限性或弥漫性增厚,表面粗糙,有时凹凸不平呈结节状、乳头状或疣状。因外阴皮肤肥厚肿大,导致患者坐立不安、大小便困难、性生活受影响。病变局部瘙痒,抓破后容易引起继发性感染,出现溃疡、渗液、疼痛等。患者可有丝虫感染史或乳糜尿。

(三)治疗

乙胺嗪,4～6 mg/kg,每天 3 次,7 天为 1 个疗程,也有人主张用短程疗法,即每天 1.5 g 分 2 次口服,连服 2 天。局部病灶要注意干燥清洁,预防继发性感染,病灶增大及肥厚严重者,可考虑手术切除。

五、前庭大腺炎

(一)病因

前庭大腺为一对管泡状结构的腺体,位于两侧大阴唇下 1/3 深部,腺管开口于处女膜与小阴唇之间。因解剖部位的特点,在性交、流产、分娩等情况污染外阴时,病原体易侵入引起前庭大腺炎。炎症一般发生于生育年龄妇女。病原体多为金黄色葡萄球菌、大肠埃希菌、厌氧菌(类杆菌)或淋病奈瑟菌等混合感染。

(二)临床表现

前庭大腺炎可分为 3 种类型:前庭大腺导管炎、前庭大腺脓肿和前庭大腺囊肿。

1.前庭大腺导管炎

初期感染阶段多为导管炎,局部红肿、疼痛及性交痛,检查可见患侧前庭大腺开口处呈白色小点,有明显压痛。

2.前庭大腺脓肿

导管开口处闭塞,脓性分泌物不能排出,积聚于导管及腺体中,并逐渐扩大形成前庭大腺脓肿。脓肿直径达 3～6 cm,多为单侧,局部有红肿热痛,皮肤变薄,触痛明显,有波动感,脓肿继续增大,壁薄,可自行破溃,症状随之减轻,若破口小,脓液引流不畅,症状可反复发作。全身症状可有发热,白细胞计数增高,患侧腹股沟淋巴结肿大。

3.前庭大腺囊肿

前庭大腺导管因非特异性炎症阻塞,使腺体内分泌物积聚,形成囊性扩张所致,但腺体无炎症。小者长期存在而无自觉症状,大者囊肿阻塞阴道口,导致患者行动不便,有肿胀感。检查可见大阴唇下方有囊性块物,椭圆形,肿物大小不等,囊肿内含清澈透明液体,感染时可呈脓性。

(三)治疗

1.前庭大腺导管炎

多卧床休息;口服青霉素类、头孢菌素类、喹诺酮类抗生素;局部可用1:5 000高锰酸钾液坐浴。

2.前庭大腺脓肿

待脓肿成熟有波动感时行切开引流术。消毒外阴后,在脓肿表面皮肤最薄处(大阴唇内侧)作一半弧形切口,切口不宜过小,便于脓液充分引流排出,术后应置纱条于脓腔内引流,防止切口过早闭合。切开引流术后症状可迅速消除,但愈合后有可能反复发作,故可在炎症消除后,行前庭大腺摘除术。

3.前庭大腺囊肿

有感染时,按前庭大腺脓肿处理。无继发感染,则可行囊肿造口术。于大阴唇内侧皮肤与黏膜交界处行半弧形切口,剪去菱形状黏膜及囊壁一小块,然后将黏膜与囊壁间断缝合。由于前庭大腺开口未闭塞,故腺体仍有正常分泌功能。亦可采用 CO_2 激光造口术,复发率较低。

六、外阴前庭炎

外阴前庭炎为一慢性持续性临床综合征,其特点为外阴前庭部发红,性交时阴道口有剧痛不适,或触摸、压迫前庭时局部疼痛。

(一)病因

尚不清楚。可能与感染尤其是人乳头瘤病毒(HPV)感染,尿中尿酸盐刺激,以及心理因素有关。

(二)临床表现

好发于性生活活跃的妇女。主要症状为性交时阴道口剧痛或长期阴道口处烧灼感,可伴有尿痛、尿频,严重者导致性交畏惧感。检查见前庭部充血、肿胀,压痛明显。

（三）治疗

由于病因不明,治疗效果不理想。对症状较轻者,可采用药物治疗;对病变严重或药物治疗无效者,可采用手术治疗。

(1)药物治疗:1∶5 000 高锰酸钾温水坐浴,性交前液状石蜡润滑前庭部,1%氢化可的松或 0.025%氟轻松软膏局部外涂,亦可同时应用 2%～5%利多卡因溶液外涂。近年报道前庭局部黏膜下注射 α-干扰素有一定疗效,有效率为 50%。

(2)手术治疗:切除前庭部疼痛处黏膜层,然后潜行游离部分阴道黏膜予以覆盖。前庭大腺开口处被切除后仍能自行重建。

七、外阴接触性皮炎

（一）病因

外阴皮肤直接接触某些刺激性物质或变应原而发生的炎症,如接触消毒剂、卫生巾、肥皂、阴茎套、紧身内裤等。

（二）临床表现

外阴接触刺激物或变应原后,局部有灼热感、疼痛、瘙痒,检查见皮肤潮红、皮疹、水肿、水疱甚至坏死、溃疡。

（三）治疗

去除病因,避免用刺激性物质。可口服赛庚啶、阿司咪唑或肾上腺皮质激素,局部用 3%硼酸溶液冲洗后,涂抹炉甘石洗剂。若有继发感染时,可给予 1%新霉素软膏涂抹。

第二节 阴 道 炎

女性阴道及其特定的菌群共同形成了一个巧妙的平衡生态体系,当此平衡被破坏时,即可导致阴道炎。改变阴道生态平衡的药物和其他因素有抗生素、激素、避孕药、阴道冲洗、阴道用药、性交、性传播疾病、紧张和多性伴侣等。

阴道内主要需氧菌有革兰氏阳性乳酸杆菌、类白喉杆菌、革兰氏阳性表皮葡萄球菌、链球菌、肠球菌和革兰氏阴性大肠埃希菌及阴道杆菌。主要厌氧菌有革兰氏阳性消化球菌属及消化链球菌属、革兰氏阴性类杆菌属、梭状芽胞杆菌。除细菌外尚有衣原体、支原体、病毒、原虫、真菌等。

阴道炎主要的病因:①外阴阴道假丝酵母病;②滴虫性阴道炎;③细菌性阴道病;④老年性阴道炎;⑤阿米巴性阴道炎;⑥婴幼儿阴道炎;⑦过敏性阴道炎。

一、外阴阴道假丝酵母病

外阴阴道假丝酵母病是由假丝酵母引起的一种常见外阴阴道炎,约75%妇女一生中至少患过1次外阴阴道假丝酵母病。

(一)病因

假丝酵母呈卵圆形,有芽生孢子及细胞发芽伸长而形成的假菌丝,80%~90%病原体为白色假丝酵母,10%~20%为光滑假丝酵母、近平滑假丝酵母、热带假丝酵母等。假丝酵母系阴道内常驻菌种,也可由肠道传染来,其繁殖、致病、发病取决于宿主抵抗力及阴道内环境的变化。当阴道内糖原增多,酸度增高时,最适宜假丝酵母繁殖而引起炎症。妊娠、避孕药、抗生素、激素和免疫抑制剂的使用均有利于假丝酵母繁殖,阴道和子宫颈有病理改变时,假丝酵母发病率亦增高,肥胖及甲状旁腺、甲状腺和肾上腺功能减退等均影响假丝酵母的繁殖和生长且与发病有关,亦与大量雌激素应用、糖尿病、穿紧身化纤内裤、性交过频、性传播、偏嗜甜食有关。

(二)临床表现

主要表现为外阴阴道瘙痒,严重时抓破外阴皮肤,可有外阴烧灼感、阴道痛、性交疼痛及排尿灼热感,排尿或性交可使症状加剧,阴道分泌物增多,典型的白带为白色豆渣样,稠厚,无臭味。

检查时可见阴道黏膜被白色膜状豆渣样分泌物覆盖,擦除后见黏膜充血、水肿或为表浅糜烂面,外阴因搔抓或分泌物刺激可出现抓痕、表皮剥脱、肿胀和红斑。

(三)诊断

典型病例不难诊断,若在分泌物中找到假丝酵母的孢子及菌丝即可确诊。检查时可用悬滴法(加1滴生理盐水或10%氢氧化钾)在显微镜下找孢子和假菌丝。若有症状而多次检查阴性时,可改用培养法。顽固病例应检查尿糖,必要时查血糖,并详细询问有无服用大量皮质激素和长期应用抗生素的病史,以寻找发病的可能诱因。

(四)治疗

1.去除诱因

及时了解存在的诱因并及时消除,如停服广谱抗生素、雌激素等。合并糖尿病时要同时予以治疗,宜选用棉质内裤,患者的毛巾、内裤等衣物要隔离洗涤,用开水烫,以免传播。假丝酵母培养阳性但无症状者无需治疗,因为 10%～20% 妇女阴道内有假丝酵母寄生。

2.改变阴道 pH

假丝酵母在 pH 5.5～6.5 环境下最适宜生长繁殖,因此可改变阴道 pH 造成不利于其生长的环境。方法是用碱性溶液如 2%～4%碳酸氢钠溶液冲洗阴道或坐浴,每天 2 次,10 天为 1 个疗程。

3.药物治疗

(1)制霉菌素栓(米可定泡腾阴道片):10 万 U/枚,每晚置阴道内 1 枚,10～14 天为 1 个疗程,怀疑系肠道假丝酵母传播致病者,应口服制霉菌素片剂,每次 50 万～100 万 U,每天 3 次,7～10 天为 1 个疗程,以消灭自身的感染源。

(2)咪唑类药物:包括布康唑、咪康唑、克霉唑、酮康唑、益康唑、伊曲康唑、特康唑、氟康唑等,已成为治疗外阴阴道假丝酵母病的推荐疗法。①布康唑:阴道霜,5 g/d,睡时阴道内用,共 3 天。②咪康唑:阴道栓剂,每晚 1 粒,每粒 200 mg,共 7 天或每粒 400 mg,共 3 天。2%咪康唑乳膏,5 g/d,睡时阴道内用,共 7 天。③克霉唑:克霉唑阴道片 100 mg,每晚 1 次,7 天为 1 个疗程,或 200 mg,每晚 1 次,3 天为 1 个疗程;亦有用 1%克霉唑阴道乳膏 5 g 每晚涂于阴道黏膜上,7～14 天为 1 个疗程。油膏亦可涂在外阴及尿道口周围,以减轻瘙痒症状及小便疼痛。克霉唑 500 mg 单剂阴道给药,疗效与上述治疗方案相近。④酮康唑:是一种新型口服吸收的抗真菌药物,200 mg,每天 1 次或 2 次口服,5 天为 1 个疗程,疗效与克霉唑或咪康唑阴道给药相近。对于复发性外阴阴道假丝酵母病患者,现主张用酮康唑口服治疗。⑤益康唑:系咪唑类药物,抗菌谱较广、对深部或浅部真菌均有效,制剂有 50 mg 或 150 mg 的阴道栓剂,1%的阴道霜剂,3 天为 1 个疗程。⑥伊曲康唑:每片 200 mg,口服每天 2 次,每次 1 片即可,也可 200 mg 口服,每天 1 次,共 3 天。⑦特康唑:0.4%霜剂,5 g/d,阴道内给药,共 7 天;0.8%霜剂,5 g/d,阴道内给药,共 3 天;阴道栓剂 80 mg/d,共 3 天。⑧氟康唑:唯一获得 FDA 许可的治疗假丝酵母感染的口服药物,每片 150 mg,仅需服用 1 片即可。

（3）顽固病例的治疗：外阴阴道假丝酵母病患者经过治疗，临床症状及体征消失，真菌学检查阴性后，又出现症状，真菌学检查阳性，并且一年内发作 4 次或 4 次以上者，称为复发性外阴阴道假丝酵母病，复发原因可能与性交传播或直肠假丝酵母感染有关。①查尿糖、血糖，除外糖尿病。②月经期间不能中断治疗，治疗期间不能性交。③最佳方案尚未确定，推荐一开始给予积极治疗 10～14 天，随即维持治疗 6 个月。如酮康唑每次 100 mg，每天 1 次，维持 6 个月；或者治疗 1 个疗程结束后 6 个月内，每次经前用阴道栓剂，共 3 天。④应用广谱抗生素治疗其他感染性疾病期间，应同时用抗真菌软膏涂抹阴道，以防复发。⑤口服氟康唑、伊曲康唑、制霉菌素治疗直肠假丝酵母感染。⑥当与滴虫性阴道炎并存时，应注意同时治疗。

（4）妊娠期感染的治疗：为避免新生儿感染，应进行局部治疗。目前认为制霉菌素或咪康唑妊娠期局部用药对胎儿无害，可用 2% 碳酸氢钠溶液冲洗外阴后，阴道置上述栓剂，孕中期阴道给药时不宜塞入过深。

二、滴虫性阴道炎

（一）病因

滴虫性阴道炎由阴道毛滴虫引起。阴道毛滴虫为厌氧可活动的原虫，梨形，全长 15～20 μm，虫体前端有 4 根鞭毛，在 pH 5.5～6.0 时生长繁殖迅速。月经前后阴道 pH 发生变化时，隐藏在腺体及阴道皱襞中的滴虫常得以繁殖，引起炎症发作。滴虫能消除或吞噬阴道细胞内的糖原，阻碍乳酸的生成。本病可因性交引起，也与使用不洁浴具或穿着污染衣裤、接触污染便盆、被褥等有关。

（二）临床表现

20%～50% 患者无症状，称为带虫者。滴虫单独存在时可不导致炎症反应。但由于滴虫消耗阴道细胞内糖原，改变阴道 pH，破坏其防御机制，故常在月经前后、妊娠期或产后等阴道 pH 改变时，继发细菌感染，引起炎症发作。

临床症状表现为阴道分泌物异常增多，常为稀薄泡沫状，有臭味，当混合细菌感染时分泌物呈脓性。10% 患者诉外阴、阴道口瘙痒，有时伴性交痛、尿频、尿痛、血尿。

检查可见阴道黏膜呈散在红色点状皮损或草莓状子宫颈，后穹隆有较多的泡沫状分泌物。单纯带虫者阴道黏膜可无异常发现。

（三）诊断

采用悬滴法在阴道分泌物中找到滴虫即可确诊。阴道分泌物涂片可见大量白细胞而未能从镜下检出滴虫者,可采用培养法。采集分泌物前 24～48 小时应避免性交、阴道冲洗或局部用药,且不宜行双合诊检查,窥阴器不涂抹润滑剂。近来开始运用荧光标记单克隆抗体检测、酶联免疫吸附法和多克隆抗体乳胶凝集法诊断,敏感度为 76％～95％不等。

(四)治疗

1.甲硝唑

传统治疗方案:200 mg 口服,每天 3 次,7 天为 1 个疗程,或 400 mg 口服,每天 2 次,5 天为 1 个疗程。亦可 2 g 单次口服。单剂量治疗的好处是总药量少,患者乐意接受,但因剂量大,可出现不良反应,因此选用单剂量疗法一定要慎重。用药期间或用药后 24 小时内不能饮用含酒精的饮料,配偶亦需同时采用甲硝唑口服治疗。

2.替代方案

有以下几种:①替硝唑 500 mg,每天 2 次,连服 7 天。②甲苯达唑 100 mg,每天 2 次,连服 3 天。③硝呋拉太 200 mg,每天 3 次,连服 7 天。

3.阴道局部用药

阴道局部用药症状缓解相对较快,但不易彻底杀灭滴虫,停药后易复发。先采用 0.5％醋酸清洗阴道后,将甲硝唑 200 mg 置入阴道内,每晚 1 次,7 天为 1 个疗程,或用甲硝唑泡腾片 200 mg,滴维净(每片含乙酰胂胺 250 mg、硼酸 30 mg),卡巴胂 200 mg,曲古霉素栓 10 万 U,每晚一枚置阴道内,7 天为 1 个疗程。

4.治疗中的注意事项

月经干净后阴道 pH 偏碱性,利于滴虫生长,因而可能在月经干净后复发,故应在下次月经净后再治疗 1 个疗程,以巩固疗效。

三、细菌性阴道病

(一)病因

细菌性阴道病为阴道内正常菌群失调所致的一种混合感染。以往曾称非特异性阴道炎、嗜血杆菌性阴道炎、棒状杆菌性阴道炎、加德纳菌性阴道炎、厌氧性阴道病,1984 年被正式命名为细菌性阴道病。此病非单一致病菌引起,而是多种致病菌大量繁殖导致阴道生态系统失调的一种阴道病理状态,因局部无明显炎症反应,分泌物中白细胞少,故而称作阴道病。

细菌性阴道病为生育妇女最常见的阴道感染性疾病。有统计在性传播疾病门诊的发生率为 15％～64％,年龄在 15～44 岁,妊娠妇女发病率 16％～29％。

正常阴道内以产生过氧化氢的乳杆菌占优势,细菌性阴道病时,乳杆菌减少而其他细菌大量繁殖,主要有加德纳菌、动弯杆菌、普雷沃菌、类杆菌等厌氧菌,以及人型支原体,其数量可增加 100~1 000 倍。阴道生态环境和 pH 的改变,是加德纳菌等厌氧菌大量繁殖的致病诱因,其发病与妇科手术、既往妊娠数、性伴侣数目有关。口服避孕药有支持乳杆菌占优势的阴道环境的作用,对细菌性阴道病起到一定防护作用。

(二)临床表现

20%~50%患者无症状,有症状者表现为阴道分泌物增多,呈灰白色或灰黄色,稀薄,腥臭味,尤其是性交后更为明显,因碱性黏液可使阴道 pH 升高,促进加德纳菌等厌氧菌的生长,引起胺类释放所致。少数患者可有外阴瘙痒及灼热感。细菌性阴道炎可引起子宫颈上皮不典型增生、子宫内膜炎、输卵管炎、盆腔炎、异位妊娠与不孕。孕期细菌性阴道炎感染可引起早产、胎膜早破、绒毛膜羊膜炎、产褥感染、新生儿感染。

检查见阴道口有分泌物流出,可闻到鱼腥味,分泌物稀薄并黏着于阴道壁,易擦掉,阴道黏膜无充血等炎症改变。

(三)诊断

根据临床特征和阴道分泌物镜检多能明确诊断。临床上如按滴虫性阴道炎、外阴阴道假丝酵母病治疗无效时,应考虑细菌性阴道炎。细菌性阴道炎诊断的 4 项标准,有其中的 3 项即可诊断:①阴道分泌物增多,均匀稀薄。②阴道 pH >4.5。③胺试验阳性,取阴道分泌物少许置玻片上,加入 10%氢氧化钾溶液1~2 滴,立即可闻及一种鱼腥味即为阳性。这是由于厌氧菌产生的胺遇碱释放氨所致,但非细菌性阴道炎患者性生活后由于碱性精液的影响,胺试验也可为阳性。④线索细胞阳性,取少许阴道分泌物置玻片上,加 1 滴生理盐水于高倍镜下观察,视野中见到 20%以上的线索细胞即为阳性。线索细胞系阴道壁脱落的表层细胞,于细胞边缘吸附大量颗粒状物质,即各种厌氧菌尤其是加德纳菌,以致细胞边缘不清,呈锯齿状。

(四)治疗

治疗目的是缓解阴道症状和体征。治疗原则:①无症状者无须治疗;②性伴侣不必治疗;③妊娠期细菌性阴道炎应积极治疗;④经阴道手术如子宫内膜活检、宫腔镜、节育环放置、子宫输卵管碘油造影检查、刮宫术等应在术前积极治疗。

1.全身治疗

(1)首选药物为口服甲硝唑。甲硝唑有助于细菌性阴道炎患者重建正常阴道内环境。美国疾病控制中心的推荐方案是:甲硝唑 500 mg 口服,每天 2 次,或 400 mg 口服,每天 3 次,共 7 天,治愈率达 82%～97%。备用方案:甲硝唑 2 g 单次顿服,治愈率 47%～85%。

(2)克林霉素对厌氧菌及加德纳菌均有效。用法:300 mg 口服,1 天 2 次,共 7 天,治愈率 97%,尤其适用于妊娠期细菌性阴道炎患者及甲硝唑治疗失败或不能耐受者。不良反应有腹泻、皮疹、阴道刺激症状,均不严重,无需停药。

2.局部治疗

(1)甲硝唑 500 mg 置于阴道内,每晚 1 次,7～10 天为 1 个疗程,或 0.75% 甲硝唑软膏(5 g)阴道涂布,每天 2 次,5～7 天为 1 个疗程。

(2)2% 克林霉素软膏 5 g 阴道涂布,每天 1 次,7 天为 1 个疗程,治愈率 80%～85%,适宜于妊娠期细菌性阴道炎治疗。

(3)乳酸(pH 3.5)5 mL 置入阴道内,每天 1 次,7 天为 1 个疗程。

(4)3% 过氧化氢冲洗阴道,每天 1 次,7 天为 1 个疗程。

(5)对于混合感染如合并滴虫性阴道炎、外阴阴道假丝酵母病患者,可采用聚甲酚磺醛阴道栓 1 枚,每天 1 次,或保菌清阴道栓(含硫酸新霉素、多黏菌素 B、制霉菌素、乙酰胂胺)1 枚,每天 1 次,6 天为 1 个疗程。

3.妊娠期细菌性阴道炎的治疗

推荐方法为甲硝唑 200 mg,每天 3 次,共 7 天。替代疗法为甲硝唑 2 g 顿服或克林霉素 300 mg,每天 2 次,共 7 天。妊娠期不宜阴道内给药,有可能增加早产的危险。

四、老年性阴道炎

(一)病因

绝经后妇女由于卵巢功能衰竭,雌激素水平下降,阴道黏膜变薄,皱褶消失,细胞内缺乏糖原,阴道内 pH 多呈碱性,杀灭病原菌能力降低,加之血供不足,当受到刺激或被损伤时,毛细血管容易破裂,出现阴道不规则点状出血,如细菌侵入繁殖,可引起老年性阴道炎。

(二)临床表现

阴道分泌物增多,水样、脓性或脓血性。可有下腹坠胀不适及阴道灼热感。由于分泌物刺激,患者感外阴及阴道瘙痒。

检查见阴道呈老年性改变，皱襞消失，上皮菲薄，阴道黏膜充血，有点状出血，严重时形成表浅溃疡。若溃疡面相互粘连，阴道检查分离时可引起出血，粘连严重者可导致阴道闭锁，闭锁段上端分泌物不能排出可形成阴道或子宫腔积脓。长期炎性刺激后可因阴道黏膜下结缔组织纤维化，致使阴道狭窄。

(三)诊断

根据临床表现不难诊断，但必须除外滴虫性阴道炎或外阴阴道假丝酵母病。此外，发现血性白带时还需警惕子宫恶性肿瘤的存在，必要时应行分段诊断性刮宫或局部活检予以确诊。

(四)治疗

治疗原则为增强阴道抵抗力和抑制细菌生长。

1.保持外阴清洁和干燥

分泌物多时可用 1％乳酸或 0.5％醋酸或 1：5 000 高锰酸钾坐浴或冲洗阴道。

2.雌激素制剂全身给药

尼尔雌醇，每半月 2～4 mg 口服；结合雌激素，每天 0.625 mg 口服；戊酸雌二醇，每天 1～2 mg 口服；克龄蒙(每片含戊酸雌二醇 2 mg，醋酸环丙孕酮 1 mg)，每天 1 片；诺更宁(每片含雌二醇 2 mg，醋酸炔诺酮 1 mg)，每天 1 片。以上药物可任意选用一种。

3.雌激素制剂局部给药

己烯雌酚 0.5 mg，每晚 1 次，7 天为 1 个疗程；或结合雌激素阴道软膏 0.5～2 g/d，7 天为 1 个疗程。

4.抗生素软膏或粉剂局部给药

甲硝唑、氧氟沙星、磺胺异噁唑、氯霉素局部涂抹，隔天一次，7 次为 1 个疗程。

五、婴幼儿阴道炎

(一)病因

婴幼儿卵巢尚未发育，阴道细长，黏膜仅由数层立方上皮组成，阴道上皮糖原很少，阴道 pH 6.0～7.5，故对细菌的抵抗力弱，阴道内乳杆菌极少，而杂菌较多，这些细菌作用于抵抗力较弱或受损的阴道时，极易产生婴幼儿阴道炎。婴幼儿阴道炎常与外阴炎并存，多见于 1～5 岁的幼女。80％为大肠埃希菌属感染，葡萄球菌、链球菌、变形杆菌、淋病奈瑟菌、滴虫、假丝酵母、蛲虫也可引起感染。

年龄较大儿童阴道内异物亦常致继发性感染。

（二）临床表现

主要症状为阴道口处见脓性分泌物,味臭。由于阴道分泌物刺激可导致外阴瘙痒,患者常用手搔抓外阴,甚至哭闹不安。检查可见外阴红肿、破溃、前庭黏膜充血。慢性外阴炎可致小阴唇粘连,慢性阴道炎可致阴道闭锁。

（三）诊断

根据症状、体征,临床诊断并不困难。应取分泌物找滴虫、假丝酵母或涂片染色找致病菌,必要时做细菌培养。还应做肛门检查以排除阴道异物及肿瘤。

（四）治疗

(1)保持外阴清洁、干燥,不穿开裆裤。如阴道分泌物较多,可在尿布内垫上消毒棉垫并经常更换棉垫与尿布。

(2)婴幼儿大小便后用 1∶5 000 高锰酸钾温热水冲洗外阴,年龄较大的小儿可用 1∶5 000 高锰酸钾温水坐浴,每天 3 次。外阴擦干后,可用下列药物:15%氧化锌粉、15%滑石粉、炉甘石洗剂、紫草油。瘙痒剧烈时可用制霉菌素软膏或氢化可的松软膏,外阴及阴道口可适量涂抹雌激素霜剂或软膏,也可口服己烯雌酚 0.1 mg,每晚 1 次,连服 7 天。

第三节　子宫颈炎

子宫颈炎是妇科常见疾病之一。正常情况下,子宫颈具有多种防御功能,包括黏膜免疫、体液免疫及细胞免疫,是阻止病原菌进入上生殖道的重要防线,但子宫颈也容易受分娩、性交及子宫腔操作的损伤,且子宫颈管柱状上皮抗感染能力较差,易发生感染。临床上一般将子宫颈炎分为急性和慢性两种类型。

一、急性子宫颈炎

（一）病因

急性子宫颈炎常发生于不洁性交后,分娩、流产、子宫颈手术等亦可导致子宫颈损伤而继发感染。此外,接触高浓度刺激性液体、药物,阴道内异物如遗留的纱布、棉球也是引起急性子宫颈炎的原因。最常见病原体为淋病奈瑟菌和沙眼衣原体,淋病奈瑟菌感染时 45%～60% 常合并沙眼衣原体感染,其次为一般化脓菌如链球菌、葡萄球菌、肠球菌、大肠埃希菌,以及假丝酵母、滴虫、阿米巴原虫等。淋病奈瑟菌及沙眼衣原体主要侵犯子宫颈管柱状上皮,如直接向上蔓延可导致上生殖道黏膜感染,亦常侵袭尿道移行上皮、尿道旁腺和前庭大腺。一般化脓菌则侵入子宫颈组织较深,并可沿两侧子宫颈淋巴管向上蔓延导致盆腔结缔组织炎。

(二)临床表现

主要表现为白带增多,呈脓性或脓血性,常伴有下腹坠痛、腰背痛、性交疼痛和尿路刺激症状,体温可轻微升高。妇科检查见子宫颈充血、红肿,颈管黏膜水肿,子宫颈黏膜外翻,子宫颈触痛,脓性分泌物从子宫颈管内流出,若尿道、尿道旁腺、前庭大腺感染,则可见尿道口、阴道口黏膜充血、水肿及大量脓性分泌物。沙眼衣原体性子宫颈炎则症状不典型或无症状,有症状者表现为子宫颈分泌物增多,点滴状出血或尿路刺激症状,妇科检查子宫颈口可见黏液脓性分泌物。

(三)诊断

根据病史、症状及妇科检查,诊断急性子宫颈炎并不困难,关键是确定病原体。疑为淋病奈瑟菌感染时,应取子宫颈管内分泌物做涂片检查(敏感性50%～70%)或细菌培养(敏感性 80%～90%),对培养可疑的菌落,可采用单克隆抗体免疫荧光法检测。检测沙眼衣原体感染时,可取子宫颈管分泌物涂片染色找细胞质内包涵体,但敏感性不高,培养法技术要求高,费时长,难以推广,目前推荐的方法是直接免疫荧光法或酶免疫法,敏感性在 89%～98% 之间。注意诊断时要考虑是否合并上生殖道感染。

(四)治疗

采用抗生素全身治疗。抗生素选择、给药途径、剂量和疗程则根据病原体和病情严重程度决定。目前,淋菌性子宫颈炎推荐的首选药物为头孢曲松钠,备用药物有大观霉素、青霉素、氧氟沙星、左旋氧氟沙星、依诺沙星等,治疗时需同时加服多西环素。沙眼衣原体性子宫颈炎推荐的首选药物为阿奇霉素或多西环素,备用药物有米诺环素、氧氟沙星等。一般化脓菌感染最好根据药敏试验进行治疗。急性子宫颈炎的治疗应力求彻底,以免形成慢性子宫颈炎。

二、慢性子宫颈炎

(一)病因

慢性子宫颈炎常由于急性子宫颈炎未予治疗或治疗不彻底转变而来。急性子宫颈炎容易转为慢性的原因主要是子宫颈黏膜皱褶较多,腺体呈葡萄状,病原体侵入腺体深处后极难根除,导致病程反复、迁延不愈所致。阴道分娩、流产或手术损伤子宫颈后继发感染亦可表现为慢性过程,此外,不洁性生活、雌激素水平下降、阴道异物均可引起慢性子宫颈炎。病原体一般为葡萄球菌、链球菌、沙眼衣原体、淋病奈瑟菌、厌氧菌等。

(二)病理

1.子宫颈糜烂

子宫颈外口处的子宫颈阴道部外观呈细颗粒状的红色区,称为子宫颈糜烂。目前,已废弃子宫颈糜烂这一术语,而改称为子宫颈柱状上皮异位,并认为其不是病理改变,而是子宫颈生理变化。在此沿用子宫颈糜烂一词,专指病理炎性糜烂。子宫颈糜烂是慢性子宫颈炎最常见的一种表现,糜烂面呈局部细小颗粒状红色区域,其边界与正常子宫颈上皮的界限清楚,甚至可看到交界线呈现一道凹入的线沟,有的糜烂可见到毛细血管浮现在表面上,表现为局部慢性充血。镜下见黏膜下有白细胞及淋巴细胞浸润,间质有小圆形细胞和浆细胞浸润。

根据糜烂面外观和深浅常分为 3 种类型:①单纯型糜烂,糜烂面仅为单层柱状上皮覆盖,浅而平坦,外表光滑。②颗粒型糜烂,由于腺体和间质增生,糜烂表面凹凸不平,呈颗粒状。③乳突型糜烂,糜烂表面组织增生更明显,呈乳突状。根据糜烂区所占子宫颈的比例可分为 3 度:①轻度糜烂。糜烂面积占整个子宫颈面积的 1/3 以内。②中度糜烂。糜烂面积占子宫颈的 1/3~2/3。③重度糜烂。糜烂面积占子宫颈的 2/3 以上。

子宫颈糜烂愈合过程中,柱状上皮下的基底细胞增生,最后分化为鳞状上皮。邻近的鳞状上皮也可向糜烂面的柱状上皮生长,逐渐将腺上皮推移,最后完全由鳞状上皮覆盖而痊愈。糜烂的愈合呈片状分布,新生的鳞状上皮生长于炎性糜烂组织的基础上,故表层细胞极易脱落而变薄,稍受刺激又可恢复糜烂,因此愈合和炎症的扩展交替发生,不容易彻底治愈。

2.子宫颈肥大

由于慢性炎症的长期刺激,子宫颈组织充血、水肿,腺体和间质增生,纤维结缔组织增厚,导致子宫颈肥大,但表面仍光滑,严重者较正常子宫颈增大 1 倍以上。

3.子宫颈息肉

慢性炎症长期刺激,使子宫颈管局部黏膜增生并向子宫颈外口突出而形成一个或多个息肉,直径在 1 cm 左右,色红,舌形,质软而脆,血管丰富易出血,蒂长短不一,蒂根附着于子宫颈外口或颈管壁内。镜检特点为息肉表面被柱状上皮覆盖,中心为充血、水肿及炎性细胞浸润的结缔组织。息肉的恶变率不到1‰,但极易复发。

4.子宫颈腺囊肿

子宫颈糜烂愈合过程中,子宫颈腺管口被新生的鳞状上皮覆盖,腺管口堵塞,导致腺体分泌物排出受阻,液体潴留而形成囊肿。检查时见子宫颈表面突出数毫米大小青白色囊泡,内含无色黏液。

5.子宫颈管内膜炎

炎症局限于子宫颈管黏膜及黏膜下组织,子宫颈口充血,有脓性分泌物,而子宫颈阴道部外观光滑。

(三)临床表现

主要症状为白带增多,常刺激外阴引起外阴不适和瘙痒。由于病原体种类、炎症的范围、程度和病程不同,白带的量、颜色、性状、气味也不同,可为乳白色黏液状至黄色脓性,可有血性白带或子宫颈接触性出血。若白带增多,似白色干酪样,应考虑可能合并假丝酵母感染;若白带呈稀薄泡沫状,有臭味,则应考虑滴虫性阴道炎。严重感染时可有腰骶部疼痛、下腹坠胀,由于慢性子宫颈炎可直接向前蔓延或通过淋巴管扩散,当波及膀胱三角区及膀胱周围结缔组织时,可出现尿路刺激症状。较多的黏稠脓性白带有碍精子上行,可导致不孕。妇科检查可见子宫颈不同程度的糜烂、肥大,有时可见子宫颈息肉、子宫颈腺囊肿等,子宫颈口多有分泌物,亦可有子宫颈触痛和子宫颈触血。

(四)诊断

子宫颈糜烂诊断并不困难,但必须除外子宫颈上皮内瘤样病变、早期子宫颈癌、子宫颈结核、子宫颈尖锐湿疣等,因此应常规进行子宫颈细胞学检查。目前已有电脑超薄细胞检测系统,准确率显著提高。必要时须作病理活检以明确诊断,电子阴道镜辅助活检对提高诊断准确率很有帮助。子宫颈息肉、子宫颈腺囊肿可根据病理活检确诊。

(五)治疗

局部治疗为主,方法有物理治疗、药物治疗及手术治疗。

1.物理治疗

目的在于使糜烂面坏死、脱落,原有柱状上皮为新生鳞状上皮覆盖。

(1)电灼(熨)治疗:采用电灼器或电熨器对整个病变区电灼或电熨,直至组织呈乳白色或微黄色为止。一般近宫口处稍深,越近边缘越浅,深度为 2 mm 并超出病变区 3 mm,深入颈管内 0.5~1.0 cm,治愈率 50%~90% 不等。术后涂抹磺胺粉或呋喃西林粉,用醋酸冲洗阴道,每天 1 次,有助于创面愈合。

(2)冷冻治疗:利用液氮快速达到超低温(−196 ℃),使糜烂组织冻结、坏死、变性、脱落,创面修复而达到治疗目的。一般采用接触冷冻法,选择相应的冷冻头,覆盖全部病变区并略超过其范围 2~3 mm,根据快速冷冻、缓慢复温的原则,冷冻 1 分钟、复温 3 分钟、再冷冻 1 分钟。进行单次或重复冷冻,治愈率 80% 左右。

(3)激光治疗:采用 CO_2 激光器使糜烂部分组织炭化、结痂,痂皮脱落后,创面修复而达到治疗目的。激光头距离糜烂面 3~5 cm,照射范围应超出糜烂面 2 mm,轻症的烧灼深度为 2~3 mm,重症可达 4~5 mm,治愈率 70%~90%。

(4)微波治疗:微波电极接触局部病变组织时,瞬间产生高热效应(44~61 ℃)而达到组织凝固的目的,并可出现凝固性血栓形成而止血,治愈率 90% 左右。

(5)波姆光治疗:采用波姆光照射糜烂面,直至变为均匀灰白色为止,照射深度为 2~3 mm,治愈率可达 80%。

(6)红外线凝结法:红外线照射糜烂面,局部组织凝固、坏死,形成非炎性表浅溃疡,新生鳞状上皮覆盖溃疡面而达到治愈,治愈率 90% 以上。

(7)高强度聚焦超声治疗:高强度聚焦超声是治疗子宫颈糜烂的一种新方法,通过超声波在焦点处产生的热效应、空化效应和机械效应,破坏病变组织。与传统物理治疗方法有所不同的是,利用聚焦超声良好的组织穿透性和定位性,将声波聚焦在子宫颈病变深部,对子宫颈组织的损伤部位是在表皮下的一定深度,而不是直接破坏表面黏膜层,深部病变组织被破坏后,由深及浅,促进健康组织的再生和表皮的重建。

物理治疗的注意事项:①治疗时间应在月经干净后 3~7 天进行。②排除子宫颈上皮内瘤样病变、早期子宫颈癌、子宫颈结核和急性感染期后方可进行。③术后阴道分泌物增多,甚至有大量水样排液,有时呈血性,脱痂时可引起活动性出血,如量较多先用过氧化氢清洗伤口,用消毒棉球局部压迫止血,24 小时后取出。④物理治疗的次数、持续时间、强度、范围应严格掌握。⑤创面愈合需要一段时间(2~8 周),在此期间禁止盆浴和性生活。⑥定期复查,随访有无子宫颈管狭窄。

2.药物治疗

适用于糜烂面积小和炎症浸润较浅的病例。

(1)硝酸银或重铬酸钾液:为强腐蚀剂,局部涂擦进行治疗,方法简单,但因疗效不佳,现基本已弃用。

(2)聚甲酚磺醛浓缩液或栓剂:目前临床上应用较多,聚甲酚磺醛是一种高酸物质,可使病变组织的蛋白质凝固脱落,对健康组织无损害且可增加阴道酸度,有利于乳酸杆菌生长。用法:将浸有聚甲酚磺醛浓缩液的棉签插入子宫颈管,转动数次取出,然后将浸有浓缩液的纱布块轻轻敷贴于病变组织,纱布块应稍大于糜烂面,浸蘸的药液以不滴下为度,持续1～3分钟,每周2次,一个月经周期为1个疗程;聚甲酚磺醛栓剂为每隔天晚阴道放置一枚,12次为1个疗程。

(3)免疫治疗:采用重组人α干扰素栓,每晚一枚,6天为1个疗程。近年报道用红色奴卡放线菌细胞壁骨架 N-CWs 菌苗治疗子宫颈糜烂,该菌苗具有非特异性免疫增强及消炎作用,能促进鳞状上皮化生,修复子宫颈糜烂病变达到治疗效果。

(4)子宫颈管内膜炎时,根据细菌培养和药敏试验结果,采用抗生素全身治疗。

3.手术治疗

对于糜烂面积广而深,或用上述方法久治不愈的患者可考虑行子宫颈锥形切除术,多采取子宫颈环形电切除术。锥形切除范围从病灶外缘0.3～0.5 cm 开始,深入子宫颈管1～2 cm,锥形切除,术后压迫止血。子宫颈息肉可行息肉摘除术或电切术。

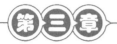

女性生殖内分泌疾病

第一节 痛 经

痛经是指与月经相关的,出现于行经前后或月经期的下腹部疼痛、坠胀,伴有腰酸或其他不适,严重影响生活和工作的症状。痛经分为原发性痛经和继发性痛经两类。原发性痛经是盆腔无器质性病变的痛经,占痛经90%以上,仅存在于有排卵周期,通常在月经初潮后6~12个月,绝大多数在初潮后2年内,排卵周期建立后发病。继发性痛经是盆腔器质性疾病引起的痛经,常见病因有子宫内膜异位症、子宫腺肌病、子宫肌瘤、子宫内膜息肉、子宫腔粘连、宫内节育器放置后、子宫颈狭窄、卵巢囊肿、副中肾管先天发育异常及盆腔炎性疾病。其中以子宫内膜异位症所致痛经最为常见。疼痛常表现为充血性疼痛,可伴盆腔沉重感、背痛,常于晚黄体期逐渐加重,月经来潮达高峰。并伴有其他妇科症状,如性交疼痛、接触性出血、不规则阴道出血及异常白带等。疼痛出现于初潮后数年(副中肾管先天发育异常所致者,疼痛出现较早)可能是继发性痛经的重要特征,在无排卵周期发生的痛经也应考虑继发性痛经。妇科检查有异常发现,必要时可借助于宫腔镜、腹腔镜及影像学检查辅助诊断并对因治疗。本节仅讨论原发性痛经。

一、病因和发病机制

原发性痛经的病因尚未完全明确,其发生可能与子宫收缩异常有关。在通常情况下,整个月经周期中,受性激素、前列腺素和其他子宫收缩物质的调控,子宫存在良好的收缩模式,这种子宫收缩不影响子宫血流。原发性痛经女性存在四种形式的收缩异常,最常见的是子宫基础紧张度升高[>1.3 kPa(10 mmHg)],子宫收缩高峰时压力升高[>16.0 kPa(120 mmHg)],子宫收缩次数增加(每10分钟超过 4 或 5 次),以及不同步、不协调的子宫收缩。这 4 种收缩异常可单独或同时存在,当一种以上的收缩异常同时存在时,其作用倾向于彼此加强。子宫收缩异常,导致子宫血流量减少,影响子宫再灌注和氧合,子宫缺血、组织缺氧导致疼痛。

前列腺素 $F_{2\alpha}$ 是一种强的子宫平滑肌兴奋剂和血管收缩剂。先前的研究显示,绝大多数原发性痛经女性,子宫前列腺素的产生和释放增加或存在异常,引起异常的子宫活动和缺血、缺氧,进而引发痛经。前列腺素合成酶抑制剂,非甾体抗炎药如布洛芬、萘普生等的应用可抑制经血中前列腺素含量、缓解痛经症状,也支持前列腺素在原发性痛经发生中的作用。

孕激素对溶酶体的稳定性发挥重要作用,高水平的孕激素可稳定溶酶体。若卵母细胞未受精,黄体在排卵后 9～10 天开始退化,孕激素水平在晚黄体期下降,溶酶体不稳定,磷脂酶释放,溶解细胞膜磷脂生成花生四烯酸,成为环氧合酶和脂氧合酶途径的前体物质。可通过环氧合酶途径生成前列腺素,还可通过脂氧合酶途径生成白三烯。白三烯也可刺激子宫收缩,子宫内白三烯的增加可能与原发性痛经的某些形式有关。这也可以解释某些原发性痛经女性使用前列腺素合成酶抑制剂无效。

此外,垂体后叶加压素、缩宫素可能也参与了原发性痛经的发生。原发性痛经可能还受到遗传、精神、心理因素及运动的影响。

二、临床表现

原发性痛经多于月经来潮后开始出现疼痛,最早出现在经前 12 小时。通常仅持续 24 小时或更短时间,很少持续 48～72 小时。若疼痛开始于经前,并持续贯穿于月经始终,则非原发性痛经特点。疼痛常呈痉挛性,位于下腹部耻骨联合处,并向大腿内侧放射,经血量最大时疼痛达峰值。可伴腰痛、恶心、呕吐、腹泻及头晕、乏力等症状,严重者可出现面色苍白、出冷汗甚至晕厥。经阴道和直肠行盆腔检查均无异常发现。

三、诊断

根据临床表现,必要时测基础体温证实疼痛发生在有排卵周期,临床即可诊断。须与子宫内膜异位症、子宫腺肌病、子宫肌瘤、子宫内膜息肉、子宫颈狭窄及阻塞性生殖道畸形所致的继发性痛经相鉴别。需要注意的是,在有排卵周期建立前即发生痛经者,应考虑副中肾管先天发育异常。如先天性子宫颈管狭窄、残角子宫、阴道斜隔综合征等可因经血引流不畅等原因导致痛经;还应与慢性盆腔炎、盆腔粘连、肠易激综合征、炎性肠病和间质性膀胱炎等所致的疼痛相鉴别;突然发生的痛经还要与急性盆腔炎、异位妊娠和流产相鉴别。

四、治疗

(一)一般治疗

重视精神心理治疗,阐明月经时轻度不适属生理反应,消除紧张和顾虑有助于缓解症状。适当的运动,瑜伽对某些患者可能有帮助。腹部温热等治疗也可缓解疼痛。

(二)药物治疗

1.前列腺素合成酶抑制剂

通过抑制前列腺素合成酶的活性减少前列腺素产生,防止过强子宫收缩和痉挛,从而达到治疗目的,有效率可达 80%～85%。月经来潮或痛经开始即服药,连服 2～3 天。常用药物:布洛芬 200～400 mg,每天 3～4 次;或酮洛芬 50 mg,每天 3 次;或选择甲氯芬那酸、双氯芬酸、甲芬那酸、萘普生。胃十二指肠溃疡或对此类药物过敏者禁用。环氧合酶Ⅱ抑制剂通过抑制环氧合酶,也可有效缓解原发性痛经,而且由于其高选择性,减少了胃肠道不良反应,但是,成本问题限制了其应用。

2.连续联合复方口服避孕药

可减少经血中前列腺素含量,缓解痛经。可能主要通过以下机制:①抑制子宫内膜生长,降低前列腺素水平;②抑制排卵,造成一个无排卵的激素环境,使子宫内膜前列腺素水平接近于卵泡期的较低水平。此外,还可能通过降低垂体后叶加压素水平,减弱过强子宫收缩缓解原发性痛经,疗效达 90%以上,适用于有避孕要求的原发性痛经患者,不同口服避孕药制剂间疗效差别仍有待于进一步研究。

(三)手术治疗

对于顽固的原发性痛经,或合并用药禁忌,权衡利弊可考虑手术治疗。如经腹腔镜骶前神经切除手术。

(四)其他

其他的治疗方法包括中医中药、钙通道阻滞剂,以及维生素 E 等,穴位治疗近年研究较多,但目前尚无明确的临床研究证据。

总之,原发性痛经的主要原因是子宫局部前列腺素和白三烯合成异常,主要是过多。目前的治疗方法就是针对这一原因进行的,通常采用前列腺素合成酶抑制剂和连续联合复方口服避孕药。

第二节　闭　　经

一、原发性闭经的病因诊断

(一)第一步

(1)青春期征象可包括乳房发育、生长突增,腋毛和阴毛生长、月经初潮等。缺乏青春期发育征象提示卵巢或垂体功能衰竭或某种染色体异常。

(2)青春期延迟或缺乏的家族史提示可能是一种遗传性疾病。

(3)身材矮小提示 Turner 综合征或下丘脑-垂体疾病。

(4)健康状况差可能是下丘脑-垂体疾病的一种表现。下丘脑-垂体疾病的其他症状包括头痛、视野缺损、疲劳、多尿或烦渴。

(5)高雄激素体征提示多囊卵巢综合征、分泌雄激素的卵巢、肾上腺肿瘤或含有 Y 染色体成分。

(6)应激、体重下降、节制饮食、减肥和过度运动或疾病,提示可能是下丘脑性闭经。

(7)海洛因和美沙酮可以改变下丘脑促性腺激素释放。

(8)泌乳提示催乳素分泌过多;一些药物,包括甲氧氯普胺和地西泮,可使血清中催乳素浓度升高导致泌乳。

(二)第二步

(1)青春期发育和生长曲线图的评估:前者包括目前的身高、体重和臂长(正常成人的臂长与身高相差<5 cm)。

(2)乳房发育参照 Tanner 分期法。

(3)生殖道检查:包括阴蒂大小、阴毛发育、处女膜的完整性、阴道的长度(探针探入),以及是否存在子宫颈和子宫(肛诊)。可借助盆腔超声检查了解子宫和卵巢发育情况。

(4)检查皮肤有无多毛、痤疮及皮纹、色素沉着和白癜风。

（5）Turner综合征的典型表现是肘外翻、发际偏低、颈蹼、盾状胸和乳头间距偏宽。

（三）第三步

如果体格检查时不能明确有明显的阴道或子宫，则需行盆腔超声检查证实有无卵巢、子宫和阴道。在有周期性腹痛的患者中，超声能有效地检出子宫颈和阴道通路梗阻的部位。

1.子宫缺如

（1）如果子宫缺如，检查应包括核型和血清睾酮。这些检查能区分苗勒管发育异常（核型46，XX，正常血清睾酮浓度）和雄激素不敏感综合征（核型46，XY，正常男性血清睾酮水平）。

（2）5α-还原酶缺乏症也有46，XY核型和正常男性血清睾酮水平，但与雄激素不敏感综合征有女性表型相反，5α-还原酶缺乏症患者在青春期一开始就表现为明显的男性化征象，性毛男性分布、肌肉增粗和声音低沉。

（3）需要注意的是，如果一直没有雌激素的作用，子宫从未开始发育，可能表现为非常小的始基子宫状态，甚至在超声下不能辨别。而实际上，这只是子宫未发育的状态，一旦有了雌激素，将可以正常发育，也可以有内膜剥脱出血。

2.有子宫

有正常的阴道和子宫者，应测定血激素测定FSH、PRL和TSH。

（1）血清FSH浓度升高提示卵巢功能衰竭。需行染色体核型检查明确有无X染色体的完全或部分缺失（Turner综合征）或Y染色质存在。含Y染色质是性腺肿瘤的高危因素，必须切除性腺。

（2）血清LH浓度低下或正常者提示功能性下丘脑性闭经、先天性GnRH缺乏，或其他下丘脑-垂体病变。低促性腺激素性性腺功能低下，需行头颅磁共振成像检查（MRI）来明确有无下丘脑或垂体疾病。

（3）测定血清PRL和TSH，特别是有泌乳症状时。

（4）如果有多毛征象，应测定血清睾酮水平和硫酸脱氢表雄酮（DHEA-S）来评估有无分泌雄激素的肿瘤。

（5）如合并高血压，应查血明确17α-羟化酶（CYP17）缺乏症。该病特点是血清黄体酮升高（＞3 ng/mL）和去氧皮质酮升高，而血清17α-羟孕酮降低（＜0.2 ng/mL）。

二、继发性闭经的病因诊断

(一)第一步

排除妊娠首先应行妊娠试验,测定血清 β-HCG 是最敏感的试验。

(二)第二步

(1)应询问有无新近的应激、体重、饮食或运动习惯的改变或疾病,这些原因可导致下丘脑性闭经。

(2)应询问有无使用某些引起闭经的药物、有无导致下丘脑闭经的全身性疾病、开始使用或停用口服避孕药、有无服用雄激素样作用的制剂或大剂量的孕激素制剂和抗精神病药物。

(3)头痛、视野缺损、疲劳、多尿及烦渴均提示下丘脑-垂体病变。

(4)雌激素缺乏的症状包括潮热、阴道干燥、睡眠差和性欲减退。

(5)泌乳提示高催乳血症。多毛、痤疮和不规则的月经史提示高雄素血症。

(6)有导致子宫内膜层损伤的病史,如产科出血子宫腔操作史、刮宫术、子宫内膜炎及其特殊性炎症(子宫内膜结核),均可引起子宫内膜、损伤瘢痕形成称 Asherman 综合征。

(三)第三步

测量身高、体重,注意有无其他疾病的症状和恶病质的临床依据。检查皮肤、乳房和生殖器评估雌激素水平及有无溢乳。检查皮肤了解多毛、痤疮、皮纹、黑棘皮症、白癜风、增厚或菲薄及是否有瘀斑。

(四)第四步

测定血清 β-HCG 排除妊娠,实验室检查还包括测定血清 PRL、促甲状腺激素和 FSH 以排除高泌乳素血症、甲状腺疾病和卵巢功能衰竭(血清 FSH 升高)。如患者有多毛、痤疮或月经不规则,应测定血清硫酸脱氢表雄酮(DHEA-S)和睾酮。

1.高催乳素血症

催乳素的分泌可因紧张或进食暂时性升高,因此,在行头颅影像学检查以前,血清的 PRL 至少测定两次,尤其对于 PRL 轻度升高患者($<50 \text{ ng/mL}$)。由于甲状腺功能减退可引起高泌乳素血症,因此,应测定 TSH、FT_4 筛查甲状腺疾病。

2.血清 PRL 升高

证实有血清 PRL 明显升高的妇女,应行头颅 MRI 检查,除非确实已找到能明确解释的原因（如抗精神病药物的应用）。影像学检查应排除下丘脑或垂体肿瘤。

3.血清 FSH 升高

血清 FSH 明显升高提示卵巢功能衰竭。应每月随机测定 1 次，共 3 次以确诊。25 岁以下的高促性腺激素闭经应行染色体核型检查。

4.血清雄激素升高

血清雄激素升高提示多囊卵巢综合征或分泌雄激素的卵巢或肾上腺肿瘤。明确有无肿瘤的进一步检查包括测定 24 小时尿皮质醇、17-酮类固醇及静脉注射促肾上腺皮质激素后测 17-羟孕酮，或地塞米松抑制实验。17-酮类固醇、DHEA-S 或 17-羟孕酮升高提示过多雄激素属肾上腺来源。

5.促性腺激素正常或低落而其他所有试验正常

(1)在闭经妇女中，这是最常见的实验室结果中的一种。过度运动或减肥使体重下降10％以上可引起下丘脑性闭经，患者血清FSH正常或低落。低促性腺激素性性腺功能低落中，有视野缺损或头痛症状者，有指征行头颅 MRI 检查。如果闭经刚发病者有能容易被解释的原因（如体重减轻、过度运动），而且没有其他疾病的症状，则没有必要行进一步检查。

(2)血清转铁蛋白饱和度升高提示血色素沉着病，血清血管紧张素转换酶活性增高提示肉样瘤病，空腹血糖升高或血红蛋白 A1c 升高提示糖尿病。

6.血清 PRL、FSH 正常，闭经前有子宫器械操作史

(1)诊断 Asherman 综合征：测 BBT 双相，而无周期性月经者，可诊断为该综合征。或行孕激素撤退试验：甲羟孕酮 10 mg/d×10 天，若有撤药流血，可排除经血流出通道的疾病。若无撤药流血，应给予雌孕激素制剂。

(2)雌孕激素联合口服：戊酸雌二醇或 17β-雌二醇激素 2 mg/d×35 天，甲羟孕酮 10 mg/d×10 天（第 26～35 天），若没有撤药流血强烈提示有子宫内膜瘢痕存在，应行子宫输卵管造影检查或行宫腔镜检查来证实 Asherman 综合征。

三、治疗原则

(一)病因治疗

部分患者去除病因后可恢复月经，如神经精神应激起因的患者应进行精神心理疏导；低体重或因节制饮食消瘦致闭经者应调整饮食、加强营养；运动性闭经者应适当减少运动量及训练强度。对于下丘脑（颅咽管肿瘤）、垂体肿瘤（不包括分泌泌乳素的肿瘤）及卵巢肿瘤应手术去除肿瘤；含 Y 染色体的高促性腺性

闭经,其性腺具有恶性潜能,应尽快行性腺切除术;因生殖道畸形经血引流障碍而引起的闭经,应手术矫正使经血流出畅通。

(二)雌激素替代或(及)孕激素治疗

对青春期性幼稚及成人低雌激素血症应采用雌激素治疗,用药原则:对青春期性幼稚闭经患者,在身高尚未达到预期身高时,起始剂量应从小剂量开始,如17β-雌二醇或戊酸雌二醇 0.5 mg/d;在身高达到预期身高后,应增加剂量,如17β-雌二醇或戊酸雌二醇 1～2 mg/d 促进性征进一步发育;待子宫发育后,根据子宫内膜增殖程度可定期加用孕激素。成人低雌激素血症:17β-雌二醇或戊酸雌二醇 1～2 mg/d 以促进和维持全身健康和性征发育,同样根据子宫内膜增殖的程度可定期加用孕激素。

青春期女孩孕激素的周期疗法建议用天然或接近天然孕激素,如地屈孕酮和微粒化孕激素,有利于生殖轴功能的恢复。对有内源性雌激素水平的闭经患者,应定期采用孕激素,使子宫内膜定期撤退。

(三)针对疾病病理生理紊乱的内分泌治疗

根据闭经的病因及其病理生理机制,采用针对性内分泌药物治疗以纠正体内紊乱的激素水平,而达到治疗目的。如 CAH 患者应采用糖皮质激素长期治疗;高泌乳素血症引起的不育患者,可首选多巴胺受体激动剂——溴隐亭治疗;对于多囊卵巢综合征合并胰岛素抵抗的患者可选用胰岛素增敏剂——二甲双胍;甲状腺功能亢进或低下的患者需在内分泌医师指导下采用药物纠正甲状腺功能异常。

(四)诱发排卵

对于有生育要求的闭经患者促孕治疗之前应先对男女双方进行检查,确认和尽量纠正可能引起生殖失败的危险因素,如肥胖、高泌乳素血症、甲状腺功能异常、胰岛素抵抗等。很多闭经患者在采用针对疾病病理生理紊乱的药物治疗后可恢复自发排卵。若在体内紊乱的激素水平改善后仍未排卵者,可用药物诱发排卵,如氯米芬、来曲唑及促性腺激素。

对于低 Gn 闭经患者,在采用雌激素治疗促进生殖器发育,子宫内膜已获得对雌孕激素的反应后,可采用人绝经后尿促性腺激素(HMG)联合人绒毛膜促性腺激素(HCG)促进卵泡发育及诱发排卵,由于可能导致卵巢过度刺激综合征(OHSS),严重者可危及生命,故使用促性腺素诱发排卵必须由有经验的医师在有 B 超和激素水平监测的条件下用药;对于 FSH 和 PRL 正常的闭经患者,由于患者体内有一定内源性雌激素,可首选氯米芬作为促排卵药物;对于 FSH 升高的闭经患者,由于其卵巢功能衰竭,不建议采用促排卵药物治疗。

(五)辅助生育的治疗

对于有生育要求,诱发排卵后未成功妊娠,或合并输卵管问题的闭经患者或男方因素不育者可采用辅助生殖技术治疗。

第三节　功能失调性子宫出血

功能失调性子宫出血(简称功血)是因下丘脑-垂体-卵巢轴内分泌功能调节失衡所导致的大量的子宫出血,而没有器质性原因。功血可发生在青春期至绝经期之间的任何年龄,表现为周期的缩短、经期的延长和(或)月经量的增多,是妇产科的常见病和多发病之一。临床上一般分为无排卵型和有排卵型两大类,85%的患者为无排卵型,其中绝大部分发生在绝经前期。

功血出血所涉及的机制各不相同,但每个机制均与类固醇激素的刺激相关。临床治疗的关键是要识别或确定发生机制。各式各样的内外生殖道病理都可以表现成无排卵性出血。仔细询问月经病史和体格检查,通常可提供区别于其他异常出血的原因的大部分信息。当强烈怀疑有器质性改变或经验治疗失败时,需额外的评估。

一、病理生理机制

(一)正常月经出血的生理

月经期的阴道流血是子宫内膜在卵巢周期的调控下发生的规律性剥脱的结果。它的正常周期的范围应是 25～35 天,平均 28～30 天。月经期的时间范围应是 2～7 天,平均 3～5 天。月经量平均是每周期 80 mL 左右。子宫内膜在卵巢周期的卵泡期中受雌激素的影响,发生增生期改变;排卵后,黄体形成分泌大量的孕激素和雌激素,子宫内膜发生分泌期改变。如果排出的卵母细胞没有发生受精,黄体的寿命为 10～12 天,当黄体自然萎缩造成雌孕激素的水平骤然下降到一定的水平,子宫内膜的血管破裂出血,形成黏膜下血肿和出血,内膜组织崩解,月经来潮。

1.月经的出血机制

经典的关于月经期出血的机制认为,一个月经周期的子宫内膜变化,是由于雌孕激素的撤退诱导子宫内膜基底层中的螺旋小动脉血管痉挛,引起内膜缺氧的凝固性坏死,导致月经的开始。而持续更强烈的血管收缩导致子宫内膜萎缩坏死脱落,月经血止。在下一个周期中产生的雌激素作用下子宫内膜上皮再生。

但是较近期的调查结果不支持经典的月经缺氧学说。在月经前,经过灌注研究未能证明子宫内膜血流减少,人类在处于月经前期子宫内膜并未测到经典的缺氧诱导因子。组织学证明,月经早期的子宫内膜是呈灶性坏死、炎症和凝血改变,而不是血管收缩和缺氧引起的弥漫性透明变性或凝固性坏死。过去十年中,月经发生机制的理论已经有所改变。可能不能完全用"血管事件"来解释,推测是延伸到子宫内膜基底层螺旋动脉系统上的子宫内膜功能层的毛细血管丛的酶的自身消化引发月经。月经止血的经典机制没有发生变化,包括了凝血机制、局部的血管收缩和上皮细胞再形成。血管事件在月经止血中发挥重要的作用。

2.月经出血机制相关的酶活性

由雌孕激素的撤退引起的子宫内膜酶降解机制,包括细胞内溶酶体酶的释放数量,炎性细胞的浸润蛋白酶和基质金属蛋白酶。在分泌早期,酸性磷酸酶和其他溶解酶只限于细胞内溶酶体内,孕激素抑制溶酶体膜的稳定,抑制酶的释放。由于雌激素和孕激素水平在经前下降,溶酶体膜破坏,酶释放到上皮细胞和间质细胞的胞质中,最终进入细胞间隙。完好的子宫内膜表层和桥粒可以阻碍这些蛋白酶对自身的消化降解,桥粒的溶解也就破坏了这个防御功能,造成内膜细胞连接的崩解导致血管内皮细胞中血小板沉积,前列腺素释放,血管栓塞,红细胞渗出和组织坏死。

3.月经出血时内膜的炎性反应

孕激素撤退也会刺激子宫内膜的炎性反应。在月经前期,子宫内膜白细胞总数显著增加,较血浆增加高达 40%,子宫内膜中炎性细胞浸润(包括中性粒细胞、嗜酸性粒细胞巨噬细胞和单核细胞),趋化因子合成的白细胞介素-8(IL-8)等细胞因子增加。月经时,白细胞产生一系列细胞分子活化,包括细胞因子、趋化因子及一系列的酶,有助于降解细胞外基质,直接或间接地激活其他蛋白酶。

基质金属蛋白酶是蛋白水解酶家族的一种,可降解细胞外基质和基膜。基质金属蛋白酶包括了可降解细胞间质和基膜的胶原酶,进一步消化胶原的胶原酶,可连接纤维蛋白、层粘连蛋白和糖蛋白的纤维连接蛋白。每个家族成员都需要酶作用底物和以酶原形式存在,能被纤维蛋白酶、白细胞蛋白酶或其他金属蛋白酶激活。在月经前期子宫内膜酶原被广泛激活并显著增加。总之,孕激素抑制子宫内膜金属蛋白酶的表达,孕激素的撤退促进了细胞外基质的金属蛋白的酶的分泌,局部子宫内膜上皮细胞,基质和血管内皮细胞和局部组织的基质金属蛋白酶抑制了酶的活化。在正常月经后因为增加的雌激素水平,金属蛋白酶的表达也是被抑制的。

4.月经的内膜毛细血管出血机制

由于子宫内膜内逐渐增加的酶的降解,最终扰乱了内膜下毛细血管和静脉血管系统,导致间质出血;内膜的表面破溃,血液流入子宫内膜腔。最终内膜的改变延伸到功能层,基底动脉破裂导致增厚、水肿和松懈的内膜间质出血。子宫内膜脱落开始并逐步延伸至宫底。

月经血是包括子宫内膜碎片、大量的炎症细胞、血红细胞和蛋白水解酶。由于纤维蛋白溶解酶对纤维蛋白的溶解作用,使月经血呈不凝固,并促进蜕变组织排出。纤维蛋白酶原(纤维蛋白溶酶原激活剂)常出现在分泌晚期和月经期内膜中,激活了蛋白激酶导致出血。在一定程度上,月经出血量是由纤维蛋白溶解和凝固之间的平衡所决定的。子宫内膜间质细胞组织因子和纤溶酶原激活物抑制物(PAI)-1促进凝血纤维溶解之间的平衡。月经早期,血管内血小板及血栓形成自限性地减少出血量。血小板减少症及血友病的妇女月经量多,可以推断在月经止血中血小板和凝血因子的重要作用。然而,最终的月经出血停止依赖于血管收缩反应,有可能是子宫内膜基底层螺旋动脉,或子宫肌层的动脉的收缩。内皮素是强有力的长效血管收缩剂,月经期子宫内膜含有高浓度的内皮素和前列腺素,两者共同作用导致螺旋动脉收缩。

5.子宫内膜月经期出血还受到内分泌和免疫系统各种因子的调节

(1)前列腺素(prostaglandins,PGs):PGs 在全身分布广泛。子宫内膜不仅是 PGs 的合成场所,也是作用部位。主要的种类是 $PGF_{2\alpha}$ 和 $PGE_{2\alpha}$。PGs 在月经周期各个阶段都有分泌,但在月经期含量最高。PGs 对血管平滑肌有强收缩作用,在雌孕激素的调控下,使月经期子宫内膜血管发生痉挛,出血。

(2)血管内皮素(endothelin,ET):内皮素-1 是一种强血管收缩剂,在子宫内膜中合成和释放。它能够促使 $PGF_{2\alpha}$ 的合成,对月经后内膜修复起重要的作用。

(3)雌激素受体和孕激素受体:雌激素受体有 ERα 和 ERβ 两个亚型,在内膜中以 ERα 为主。孕激素受体亦有 PRA 和 PRB 两个亚型,位于子宫内膜的受体以 PRA 为主。雌孕激素通过其受体分别作用在子宫内膜上,使子宫内膜产生周期性改变。雌激素促使子宫内膜腺体和腺上皮增生,而孕激素则促使子宫内膜间质水肿,使间质中的酸性黏多糖结构崩解,便于内膜的剥脱。

(4)溶酶体酶:在月经周期中的子宫内膜,受雌孕激素调节,合成许多溶酶体,包含很多种水解酶。当雌孕激素水平下降或撤退时,溶酶体膜释放大量水解酶和胶质酶,使子宫内膜崩解,刺激 PGs 的大量合成,使螺旋小动脉痉挛性收缩,继而破裂出血。

(5)基质金属蛋白酶(matrix metalloproteinase,MMPs):MMPs 包括胶原酶、明胶酶、间质溶解素等,月经期子宫内膜中分泌增多,这些酶对细胞外基质有强的降解作用,可能参与月经内膜的溶解和破坏的机制。

6.正常月经出血的自限性模式

(1)在雌孕激素同时撤退时,子宫内膜脱落产生月经。由于月经周期中的雌孕激素均匀作用于整个子宫内膜,导致内膜功能层脱落和基底上皮层血管收缩、血液凝固、上皮重建等机制有效地限制出血的量和时间。

(2)随着雌孕激素序贯刺激子宫内膜,使上皮细胞增殖、间质细胞和微血管的结构稳定,避免了内膜的突破性出血。

7.子宫内膜对类固醇激素的生理和药理反应

正常月经出血是由一个排卵周期结束后雌孕激素同时撤退引起的。同样的出血机制也出现在黄体酮撤退时或激素剂量不足时,包括绝经后雌孕激素替代治疗后和规律口服避孕药后的阴道出血。在这种情况下,出血一般是可预测的,量和时间都是可控的。

(1)雌激素撤退性出血:卵巢去势,即双侧卵巢切除术后的妇女或绝经后妇女接受单一的雌激素替代治疗时或停药时可发生出血,或某些患者排卵前雌激素短暂下降时可引起月经间期出血。

(2)雌激素突破性出血:发生在各种原因的长期持续性无排卵的妇女。雌激素突破性出血的量和持续时间取决于子宫内膜雌激素作用的剂量和持续时间。相对较低的长时间的雌激素刺激通常出血量少或点滴出血,但持续时间较长。而持续的高水平雌激素刺激常在时间不等的闭经后,发生急剧的大量出血。

(3)孕激素撤退性出血:发生在外源性孕激素治疗停止后。孕激素撤退性出血通常只发生在已经有一定外源性或内源性雌激素的子宫内膜中。出血量和持续时间差别很大,一般与既往雌激素刺激子宫内膜的时间和量有关。雌激素水平作用或闭经时间很短时,出血程度轻,量很少,甚至可能不会发生出血。雌激素高水平持续作用或闭经很长时间时,出血可能量大,持续时间长,但仍然是自限性的。在接受外源性雌激素和孕激素治疗的妇女,即使雌激素持续应用,孕激素撤退仍然可以发生出血；当雌激素水平提高 10 倍时，孕激素撤退性出血可能会延长。

（4）孕激素突破性出血：孕激素突破性出血发生在孕激素和雌激素的比值较高时，特别是单独使用孕激素避孕药或其他长效孕激素（孕激素植入物，甲羟孕酮）时，除非有足够的雌激素水平与孕激素对抗才能止血。非常类似于雌激素水平低时的突破性出血。使用结合雌孕激素口服避孕药的妇女有时也会有突破性出血。尽管所有的口服避孕药含有标准药理学上雌激素和孕激素的剂量，但孕激素始终是主导成分。

（二）功血的出血机制

1.无排卵性功血

因排卵障碍，下丘脑-垂体-卵巢轴的功能紊乱，卵巢自然周期丧失，子宫内膜没有周期性的雌孕激素的作用，而为单一的雌激素刺激，不规则地发生雌激素突破性出血。因为雌激素对内膜的增生作用，间质缺少孕激素所诱导的溶解酶的生成和基质的降解，子宫内膜常常剥脱不完全，修复不同步，使阴道出血淋漓不尽。内膜组织反复剥脱，组织破损使纤维溶解酶活化，子宫内膜纤溶亢进，局部凝血功能缺陷，出血不止；但如果雌激素水平较高，对内膜的作用较强，子宫内膜持续增厚而不发生突破性出血，临床上出现闭经。一旦发生突破性出血，血量将会很大，甚至出现失血性贫血和休克。最严重的无排卵性出血往往发生在雌激素水平持续刺激，而无孕激素作用的妇女。临床上多见的是多囊卵巢综合征、肥胖女性、青春期和绝经期妇女。青少年可出现贫血，老年妇女则担心的是患癌症的风险。

无排卵性妇女的卵巢类固醇激素对子宫内膜刺激的模式是混乱和不可预测的。根据定义，无排卵女性总是处于卵巢周期的卵泡期和子宫内膜增生期。子宫内膜唯一接受的卵巢激素是雌激素，子宫内膜受雌激素持续刺激，异常增生但高度脆弱。持续性增生和局灶增殖的子宫内膜近基质层表面的细胞小血管多灶破裂，基质细胞内毛细血管的血小板/纤维蛋白血栓形成脱落。因此，功血的发生不仅与异常增生的上皮和基质细胞组成的子宫内膜密切相关，还与内膜表面的微循环有关。

在持续增生和增殖的子宫内膜中毛细血管非正常增加、扩张，超微结构的研究揭示了这种非正常的结构使得组织变脆弱。微血管异常也可能是导致不正常出血的直接原因。从组织学和分子生物学研究表明，增生的异常血管结构脆弱、易破裂，引起溶酶体蛋白水解酶的释放，周围上皮细胞、基质细胞、迁徙白细胞和巨噬细胞聚集,导致了无排卵性出血。一旦启动,这个过程进一步加剧了局部前列腺素的释放尤其是前列腺素 E_2（PGE_2）,其他分子抑制毛细血管血栓和降低毛细血管静脉丛的形成。因为局部浅表组织破损子宫内膜基底层和肌层血管不发生收缩。正常月经的止血机制是子宫上皮细胞修复重建和内膜增生。然而,在异常月经出血中多个局灶上皮细胞修复和脱落出血和局灶性脱落。

2.有排卵性功血

有排卵性功血的子宫内膜虽然有周期性的雌孕激素刺激,但其规律和调节机制的缺陷,使子宫内膜不能正常剥脱。

（1）黄体萎缩不全是由于溶黄体因子功能不良或缺陷,使黄体萎缩的时间过长,孕激素持续分泌,子宫内膜呈不规则剥脱,出现阴道持续流血不止。

（2）黄体功能不足也是一种常见的内分泌紊乱,卵泡缺乏足够的 FSH 的刺激,卵泡颗粒细胞增生不良,不能分泌足够的雌激素,并且卵泡不能成熟,因而无法具备正常的颗粒黄体细胞来提供黄体酮的分泌。还可以因为下丘脑-垂体分泌促性腺激素 LH 的频率和幅度的异常,使得卵泡黄体细胞不能产生足够的黄体酮,子宫内膜的分泌相对滞后和缩短,月经周期变短和频繁,出血量增多。

二、诊断

一般视月经周期短于 21 天,月经期长于 7 天或经量多于 80 毫升/周期,为异常子宫出血,经临床检查排除器质性的病变,如子宫肌瘤、凝血机制障碍等,方能作出功血的诊断。如果出血量较多,可能伴随失血性贫血的临床症状和体征。

（一）病史

月经史是区别无排卵性子宫出血和其他异常出血最简单而重要的方法。详细记录月经周期时间（天数,规律性）、月经量（多,少,或变化）、持续时间（正常或延长,一致的或变化的）、月经异常的发病特点（初潮前,突然的,渐进的）、发生时间（性交后,产后,体重增加或减少）、伴随症状（经前期不适,痛经,性交困难,溢乳,多毛）、全身性疾病（肾,肝,造血系统,甲状腺）和药物（激素,抗凝血剂）等均可以快速帮助评估出血原因,是否需要治疗。

（二）体检

体格检查应发现贫血的全身表现,应排除明显的阴道或子宫颈病变,确定子宫的大小（正常或增大）、轮廓（光滑,对称或不规则）、质地（硬或软）和触痛。

（三）辅助检查

对大多无排卵性子宫出血的妇女,根据月经史便可以制订治疗方案,不需要额外的实验室或影像学检查。

1.妊娠试验

可以迅速排除任何与妊娠相关或妊娠并发症导致的异常子宫出血。

2.血常规

对于经期延长或经量增多的妇女,血常规可排除贫血和血小板减少症。

3.内分泌激素

(1)在黄体期血清黄体酮测定可鉴别有无排卵,当数值>3 ng/mL均提示有排卵可能。但出血频繁时很难确定检查孕激素的适当时机。

(2)血清促甲状腺激素(TSH)水平可迅速排除甲状腺疾病。

4.凝血机制检测

对那些有可疑的个人史或家庭史的青少年,出现不明原因月经过多,凝血筛选实验可排除出血性疾病。对于血友病患者凝血因子的检测是最好的筛查指标,同时需咨询血液病学家。

5.子宫内膜活组织检查

可以排除子宫内膜增生过长或癌症。年龄40岁以上是子宫内膜疾病的危险因素,所以需进行子宫内膜活检。在绝经前妇女的子宫内膜组织学异常的比例相对较高(14%),而月经规则者则较低(<1%)。目前广泛应用的子宫腔吸引管较传统的方法可减少患者痛苦。除了可以发现任何子宫内膜疾病,活检有助于对子宫异常出血进一步诊断或直接止血。在异常出血,近期没有服用外源性孕激素的妇女,"分泌期子宫内膜"给排卵提供可靠的证据,就需进一步检查其他器质性病变。

6.子宫影像学检查

可以帮助区分无排卵性和器质性病变所致子宫出血,最常见的是子宫肌瘤、子宫内膜息肉。标准的经阴道超声检查可以检测子宫平滑肌瘤大小、位置,可以解释因肌瘤所致的异常出血或月经量过多。还可发现子宫腔损坏,或薄或厚的子宫内膜。子宫内膜很薄(<5 mm)时,内膜活检可能根本取不到组织。在围绝经期和绝经后妇女子宫异常出血时,如果子宫内膜厚度<4 mm,则认为没有必要进行子宫内膜活检,因为此时子宫内膜发生增生或癌症的风险很小。同样适用于绝经前期异常出血的妇女。但是否活检取决于临床证据和危险因素,而不是超声检测子宫内膜的厚度,一旦子宫内膜厚度增厚(>12 mm),就增加了疾病的危险。抽样研究表明,即使在临床病理诊断疾病风险低时也需行内膜活检;特别是当临床病史提示有长期雌激素作用史时,即使子宫内膜厚度正常,都应进行活检;当子宫内膜厚度＞12 mm,即使临床没有发现病变时都应该行活检。

子宫腔声学造影经阴道超声下,导管灌注无菌生理盐水充盈子宫腔显示子宫腔轮廓,显现子宫内小占位,敏感性和特异性均高于经阴道超声和宫腔镜检查。宫腔镜检查同时能诊断和治疗子宫腔内病变。磁共振(MRI)方法可以诊断子宫内膜病变的性质,是否向基层浸入。

7.宫腔镜检查

在治疗疾病中较其他方法入侵最小,现代宫腔镜手术直径仅有 2 mm 或 3 mm,对可疑诊断进行直观的诊断和精细手术操作。目前在各级医院已经相当的普及。

三、分类诊断标准

(一)无排卵性功血

1.诊断的依据

各项排卵功能的检查结果为无排卵发生:①基础体温(basic body temperature,BBT)测定为单相。②闭经时、不规则出血时、经期 6 小时内或经前诊断性刮宫提示子宫内膜组织学检查无分泌期改变。③B 超动态监测卵巢无优势卵泡可见。④激素测定提示孕激素分泌始终处于基础低值水平。⑤子宫颈黏液始终呈单一雌激素刺激征象。

2.病理诊断分类

(1)子宫内膜增生过长(国际妇科病理协会 ISGP,1998)。①简单型增生过长:即囊腺型增生过长。腺体增生有轻至中度的结构异常。子宫内膜局部或全部增厚,或呈息肉样增生。镜下为腺体数目增多,腺腔囊性扩大,犹如瑞士干酪样外观。腺上皮细胞高柱状,可形成假复层排列,无分泌表现。②复杂型增生过长:即腺瘤型增生过长。腺体增生拥挤且结构复杂。子宫内膜腺体高度增生,形成子腺体或突向腺腔,腺体数目明显增多,出现背靠背现象。腺上皮细胞呈复层或假复层排列,细胞核大、深染,有核分裂,但无不典型病变。③不典型增生过长:即癌前病变,10%～15%可转化为子宫内膜癌。腺上皮出现异型改变,增生层次增多,排列紊乱,细胞核大,深染有异型性。

(2)增生期子宫内膜:与正常月经周期的增生期子宫内膜完全一样,但不发生分泌期改变。

(3)萎缩型子宫内膜:子宫内膜萎缩,菲薄,腺体少而小,腺管狭而直,腺上皮为单层立方形或低柱状细胞。

3.常见的临床分类

(1)青春期功血：是指初潮后 1～2 年，一般≤18 岁，由于下丘脑-垂体-卵巢轴发育不完善，雌激素对下丘脑和垂体的反馈机制不健全，不能形成血 LH 的峰值诱发排卵，使子宫内膜缺乏孕激素作用而长期处于雌激素的刺激之下，继而出现子宫内膜不能同步脱落引发的子宫多量的不规则出血。

(2)围绝经期功血：该类患者由于卵巢功能衰退，雌激素分泌显著减少，不能诱导垂体的 LH 峰值发生排卵，出现周期、经期和经量不规则的子宫出血。

(3)育龄期的无排卵性功血：该组患者常常由于下丘脑-垂体-卵巢轴及肾上腺或甲状腺等内分泌系统功能紊乱造成。例如，多囊卵巢综合征造成的慢性无排卵现象，在临床上除了闭经、月经稀发外，也常常表现为功血。

(二)有排卵型功血

1.诊断依据

卵巢功能检测表明有排卵发生而出现的子宫异常出血：①基础体温(BBT)测定为双相。②经期前诊断性刮宫提示子宫内膜组织学检查呈分泌期改变。③B 超动态监测卵巢可见优势卵泡生长。④黄体中期黄体酮测定≥10 ng/mL。⑤宫颈黏液呈周期性改变。

2.常见的临床分类

(1)黄体功能不足：因不良的卵泡发育和排卵，以及垂体 FSH、LH 分泌，导致的黄体期孕激素分泌不足造成的子宫异常出血。表现：①经期缩短和经期延长。②基础体温高温相持续短于 12 天。③黄体期子宫内膜病理提示分泌相有 2 天以上的延迟，或分泌反应不良。④黄体中期的黄体酮值持续 5～15 nmol/L。

(2)子宫内膜不规则脱落：发育良好的黄体萎缩时间过长，雌、孕激素下降缓慢，使子宫内膜不能同步剥脱，出现异常子宫出血。表现：①经期延长，子宫出血淋漓不净。②基础体温高温下降缓慢，伴有子宫不规则出血。③月经期第5天子宫内膜病理，提示仍可见到分泌期子宫内膜，并呈残留的分泌期子宫内膜和新增生的子宫内膜混合现象。

(三)子宫异常出血的其他类型鉴别

并非所有的不规则或月经过多或经期延长都是因为不排卵。妊娠并发症可通过一个简单的怀孕测试排除。任何可疑的子宫内膜癌和生殖道肿瘤都需要子宫颈和子宫内膜活检。

1.慢性子宫内膜炎

慢性子宫内膜炎很少单独引起出血，但往往可能是一个间接的或促使异常出血的原因。炎症细胞释放蛋白水解酶,破坏上皮的毛细血管丛和表面上皮细胞,组织变脆弱。蛋白酶阻止内膜修复和血管的再生。此外,白细胞和巨噬细胞释放血小板活化因子和前列腺素这些强血管扩张剂使血管扩张,出血增加。

慢性炎症相关的异物反应,几乎可以肯定是导致月经增多的原因,这与带铜宫内节育器(IUD)导致异常子宫出血的机制相同。组织学研究提示慢性子宫内膜炎也与黏膜下肌瘤或肌壁间肌瘤、子宫内膜息肉引起的异常出血有关。

2.子宫肌瘤

子宫异常出血最常见的临床原因是子宫肌瘤,特别是导致排卵女性持续大量出血的主要病因,大多数患子宫肌瘤的妇女有正常月经。子宫肌瘤发病率高,首先需鉴别异常出血的原因是否为排卵异常或有其他原因。因此,肌瘤在不能排除其他明显因素导致异常出血,特别是当肌瘤不凸出在宫体外或脱出在子宫腔内的时候。经阴道超声通常提供关于肌瘤大小、数量和位置。

子宫腔声学造影更清楚地显示肌瘤与子宫腔的关系,因此可帮助诊断无症状的肌瘤。肌瘤导致子宫异常出血的机制不是很清楚,可能主要取决于肌瘤的位置。组织学研究表明,黏膜下肌瘤和大而深的壁间肌瘤导致子宫内膜拉长和受压。受压迫的上皮细胞可能会导致慢性炎症,甚至溃烂、出血。在压迫或损坏的子宫内膜,血小板等其他止血机制也可能受到损害,进一步导致经期延长和大量出血。远离子宫内膜的多发的大肌瘤使患者子宫腔表面积严重扩大,导致月经过多。

对有些妇女,内科治疗可以降低由子宫肌瘤导致的异常出血。黏膜下肌瘤的妇女使用口服避孕药可减少月经量和持续时间。非甾体抗炎药和促性腺激素释放激素激动剂对控制出血也有益处。

对造成异常出血的子宫肌瘤的手术治疗必须考虑到个性化,肌瘤大小、数量及位置、相对风险、手术利益和不同手术方案,以及年龄和生育要求。一般来说,对于单个黏膜下小肌瘤,不论年龄和生育要求宫腔镜下肌瘤切除术是合适的选择。对于多个黏膜下大肌瘤,宫腔镜下黏膜下肌瘤手术需要更多的技术和更大的风险,这些更适于有生育要求的妇女。位置较深的黏膜下子宫肌瘤根据手术技巧和生育要求选择宫腔镜下子宫肌瘤切除术、腹式子宫肌瘤切除术或子宫切除术。对于经验丰富的医师,腹腔镜子宫肌瘤切除术为未生育妇女提供了更多选择。对于多个子宫大肌瘤,没有生育要求的妇女首选的治疗是子宫切除术。

3.子宫内膜息肉

子宫内膜息肉是因慢性炎症和表面侵蚀等造成血管脆性增加的异常出血,

较大的有蒂息肉在其顶部毛细血管缺血坏死,阻止血栓形成。阴道超声或子宫声学造影可发现息肉,宫腔镜手术是一种简单高效治疗方法。

4.子宫内膜异位症

子宫内膜异位症是非子宫肌瘤而因月经过多行子宫切除最常见的病因。超声见到子宫肌层出现特异性回声可帮助诊断。磁共振成像也可用于鉴别子宫腺肌病和子宫肌瘤,主要表现局部厚度增加>12 mm或与肌层厚度比<40%,为最有价值的诊断标准,但是性能价格比是否合适还是需要考虑。在80%的患者子宫腺肌病和子宫肌瘤是同时发生的,增生的肌层多在子宫内膜异位灶附近,发生的机制可能类似于肌瘤。

5.出血性疾病

许多研究已提示月经过多与遗传的凝血功能障碍有关。当出现不能解释的月经过多时需要查凝血功能。血管性血友病是最常见的女性遗传性出血的疾病。血管性血友病在血液循环中缺少凝血因子Ⅷ,以致在血管损伤部位的血小板黏附蛋白和血栓形成减少。这种疾病有几个亚型,出血倾向在个人和家庭之间有很大的差异。

四、治疗原则

(一)无排卵性功血

1.支持治疗

对长期出血造成贫血的患者,要适当补充铁剂和其他造血营养成分;对急性大出血的患者,要及时扩容,补充血液成分,防止休克发生;对已经发生休克的患者,在争分夺秒止血的同时,应积极抗休克治疗,防止重要器官的衰竭;对长期出血的患者,要适当给予预防感染的治疗。去氨加压素是一种精氨酸加压素合成类似物,可用于治疗子宫异常出血的凝血功能障碍,特别是血管性血友病患者。该药物可静脉注射和可作为高度集中的鼻腔喷雾剂(1.5 mg/mL)使用。鼻腔喷雾制剂一般建议血友病的预防性治疗。

2.止血

(1)刮宫:适用于绝经前和育龄期出血的患者,可以同时进行子宫内膜的病理诊断;如果青春期功血在充分的药物治疗无效和生命体征受到威胁时,也可在麻醉下进行刮宫;雌激素低下的患者在刮宫后可能出现淋漓不净的子宫出血,需补充雌激素治疗。

(2)甾体激素:常用的有雌激素、孕激素、雄激素等。

雌激素:适用于内源性雌激素不足的患者,过去常用于青春期功血,现已较少用。①苯甲酸雌二醇 2 mg,每 6 小时 1 次,肌内注射,共 3~4 天血止;之后每 3 天减量 1/3,直至维持量 2 mg,每天 1 次,总时间 22~28 天。②结合雌激素 1.25~2.5 mg,每 6 小时 1 次,血止后每 3 天减量 1/3,直至维持量每天 1.25 mg,共 22~28 天。③雌二醇 1~2 mg,每 6 小时 1 次,血止后每 3 天减量 1/3,直至维持量每天 1 mg,共 22~28 天。

孕激素:适用于有一定内源性雌激素水平的无排卵性功血患者。炔诺酮 2.5 mg,每 6 小时 1 次,3~4 天血止后;以后每 3 天减量 1/3,直至维持量 2.5 mg,每天 2 次,总时间 22~28 天。含左炔诺孕酮(LNG)释放性宫内节育器(曼月乐)是 2000 年批准在美国使用的唯一的孕激素释放性宫内节育器,使用年限是 10 年。近年来,在国际上因为性能价格比优越被广泛使用。由于黄体酮可使子宫内膜转化,可使月经量减少 75%。与非甾体抗炎药或抗纤溶药物相比,宫内节育器更有效。手术可以更显著地减少出血量,但闭经发生率高,这两种治疗方案在临床的满意度最高。

雌孕激素联合止血:是最常用和推荐的方法。具体如下:①在孕激素止血的基础上,加用结合雌激素 0.625~1.25 mg,每天 1 次,共 22~28 天。②在雌激素止血的基础上,于治疗第 2 天起每天加用甲羟孕酮 10 mg 左右,共 22~28 天。③短效避孕药 2~4 片,每天 1 次,共 22~28 天。无论有无器质性病变,口服避孕药明显减少月经量。在不明原因的月经过多者,预计将减少约 40% 的出血量。

雄激素:适用于绝经前功血。甲睾酮 25 mg,每天 3 次。每月总量不超过 300 mg。

其他药物:①非甾体抗炎药,抗前列腺素制剂氟芬那酸 200 mg,每天 3 次;在月经周期的人类子宫内膜中 PGE_2 和 PGF_{2a} 逐渐增加,月经期含量最高。非甾体抗炎药可以抑制 PG 的形成,减少月经失血量甾体抗感染药也可改变血栓素 A_2(血管收缩剂和血小板聚集促进剂)和前列环素(PGI_2)(血管扩张剂和血小板聚集抑制剂)的水平。一般情况下,类固醇抗感染药减少了约 20% 的失血量。非甾体抗炎药可被视为无排卵性和功能性子宫大量出血的一线治疗方案。不良反应很少,通常开始出血时使用并持续 3 天。在正常月经中,甾体抗感染药可改善痛经症状。②一般止血药:如纤溶药物氨甲苯酸、卡巴克洛等。③促性腺激素释放激素激动剂(GnRH-α):可以短期止血,经常作为异常出血术前辅助治疗。月经过多伴严重贫血者术前使用 GnRH-α 暂时控制出血,可使血红蛋白恢复正常,减少手术输血的可能性。GnRH-α 治疗也往往减少子宫肌瘤和子宫的体积。在因为大肌瘤的子宫切除术前使用可以缩小子宫便于经阴道手术,并减少手术难度。GnRH-α 可以减少在器官移植后免疫抑制剂物降低性激素造成的毒性作用。然而,由于价格昂贵和低雌激素不良反应,使其不能作为长期治疗方案。

3.调整周期

止血治疗后调整周期的治疗是提高治愈效果的关键。止血周期撤药性出血后即开始周期治疗,共连续 4～6 个周期。对无生育要求的患者,可以长期周期性用药。

(1)对子宫内膜增生过长的患者,可给甲羟孕酮 10 mg,每天 1 次,共 22～28 天。

(2)对高雄激素血症,长期无排卵的患者,可给半量或全量短效避孕药周期用药。

(3)对雌激素水平较低的患者,可给雌孕激素序贯治疗调整周期,结合雌激素 0.625 mg,或雌二醇 2 mg 于周期第 5 天起,每天 1 次,共 22～28 天,于用药第 12～15 天起,加用甲羟孕酮 8～10 mg,每天 1 次共 10 天,两药同时停药。

4.诱导排卵

对要求生育的患者,在调整周期后,进行诱导排卵治疗。

(1)氯米芬:50～100 mg,于周期第 3～5 天起,每天 1 次共 5 天;B 超监测卵泡生长。

(2)促性腺激素(HMG 或 FSH):于周期第 3 天起,每天 0.5～2 支(75 U/支),直至卵泡生长成熟;也可和氯米芬合用,于周期第 5～10 天,氯米芬 50 mg,每天 1 次,于周期第 2～3 天开始,每天或隔天 1 次肌内注射 HMG 或 FSH 75 U,直至卵泡成熟。

(3)人绒毛膜促性腺激素(HCG):于卵泡生长成熟后,肌内注射 HCG 5 000 U,模拟内源性 LH 峰值促进卵母细胞的成熟分裂,发生排卵。

(4)促性腺激素释放激素(LHRH):对下丘脑性功能失调的患者,可给 LHRH 泵式脉冲样静脉注射 25～50 μg,每 90～120 分钟的频率,促使垂体分泌 FSH 和 LH 刺激卵巢排卵。

5.手术治疗

对药物治疗无效,并且已经没有生育要求的患者,可以行手术治疗。

(1)子宫内膜去除术:现有的子宫内膜去除术包括热球法、微波法、电切法、热疗法、滚球法等。可以有效地破坏子宫内膜的基底层结构,起到止血的目的。

这些操作大多在宫腔镜下进行,需要有经验的医师进行很细致的手术,防止子宫穿孔。热球法较为方便安全,但是内膜有可能残留,造成出血淋漓不净,也有个别手术后怀孕的病例。

(2)子宫血管选择性栓塞术:在大出血的急诊情况下,或黏膜下和肌壁间肌瘤,或子宫腺肌病患者,可以在 X 线下进行放射介入的选择性子宫血管栓塞术。能够紧急止血,并减少日后的出血量。有报道术后的患者似乎仍然可能妊娠。

(3)子宫切除术:对合并子宫器质性病变、不能或不愿行子宫内膜去除术的患者,可行子宫次全或全切术。

(4)子宫内膜消融术:是另一种日益流行的治疗月经过多的方法,尤其是药物治疗失败、效果不佳或耐受性的。有多种子宫内膜射频消融的方法,宫腔镜下 Nd:YAG(钕:yttrium-铝-garnet)激光气液化治疗现已超过 20 年的历史;虽然许多患者消融治疗后还需要后续治疗,使治疗费用升高,但获得的满意率高近期有一些新的不需要宫腔镜的子宫内膜消融技术,与传统的宫腔镜相比,在技术上更容易掌握,需要更短的时间。新设备和新技术仍在发展和完善中。

接受子宫内膜消融术后,80%的患者减少了出血量,闭经占 25%,痛经减少了 70%,75%对手术满意,80%的不需要在 5 年之内行后续治疗。有证据显示,子宫内膜消融术后可能发生子宫内膜癌,往往能在子宫腔残余部分的孤立的子宫内膜发展成腺癌,因为没有出血不易被发现。因此应充分强调术前评估的重要性,其中包括子宫内膜活检,消融的规范和患者的选择。不建议在子宫内膜癌高风险的患者使用子宫内膜消融术。

(二)有排卵型功血

针对患者的不同病因,采用个体化的治疗方案。

1.黄体功能不足

主要是促排卵治疗以促进黄体功能,通常采用氯米芬方案刺激卵泡生长,并辅以黄体酮 20 mg 或口服孕激素,或 3 天 1 次肌内注射 HCG 2 000 U,每 3 天 1 次肌内注射的健黄体治疗。

2.子宫内膜不规则脱落

于排卵后开始,黄体酮 20 mg 每天肌内注射,或甲羟孕酮 10 mg 每天 1 次口服,共 10~14 天,促使黄体及时萎缩。

3.排卵期出血

雌孕激素序贯疗法可以改善症状,一般需要连续治疗 4~6 个月。

4.月经过多

在不需要生育的情况下可以使用口服短效避孕药,或进行子宫内膜去除术,减少月经量。

(三)疗效评估

治愈标准:①恢复自发的有排卵的规则月经者。②月经周期长于 21 天,经量少于 80 mL,经期短于7 天者。

(四)治疗原则

考虑到异常月经出血是最常见的就诊原因,所有医师都必须在治疗前有能力给出充分的合乎逻辑的评估和处理问题的方法。

(1)某一个月经周期突然的异常出血,最常见的原因是偶然的妊娠及其并发症。

(2)无排卵性子宫出血通常是不规则的,不可预测的,月经量不定,时间长短和性质不定,最常见于青少年和老年妇女、肥胖妇女,有多囊卵巢综合征的妇女。

(3)规则的、逐渐加重的或长时间的出血往往是子宫结构异常的原因,而不是因为无排卵。

(4)从月经初潮开始就出现、创伤或手术时失血过多,月经过多未见其他原因,往往警惕出血性疾病的可能性。一般常发生在自月经初潮以来月经过多的青少年和不明原因重度或长期月经过多的妇女,检查凝血试验即可明确诊断。

(5)当临床病史和检查显示无排卵性出血时,可行经验性治疗,不需要额外的实验室或影像学检查。但怀孕测试和全血细胞计数是合理的和必需的。

(6)当不确定是否为无排卵性出血时,测定血清黄体酮的水平帮助诊断。TSH 检查可以排除无排卵患者的甲状腺疾病。

(7)无论年龄如何,长期暴露于雌激素的患者在治疗前需行子宫内膜活检,除非子宫内膜很薄(<5 mm)时。子宫内膜异常增厚(>12 mm),无论如何都应该行子宫内膜活检。

(8)当病史(出血周期、持续时间,新发的月经间期出血)、实验室检查(血清黄体酮>3 ng/mL),或子宫内膜活检(分泌期)均显示有排卵时,经验性治疗失败,需行子宫声学造影与超声显像检查,以发现子宫异常大小或轮廓。

(9)子宫腔声学造影及子宫内膜活检组合是一个高灵敏度的、预测子宫内膜癌和子宫结构异常的指标。

(10)孕激素治疗对于异常出血的无排卵妇女是合适的,但没有避孕目的,此时雌孕激素避孕药是更好的选择。

（11）对长期大量无排卵性出血的患者，通常最佳治疗是口服避孕药，必要时增加起始剂量（1次1片，2次/日，持续5～7天），然后逐渐变成标准避孕药的剂量。治疗失败时需进一步的评估。

（12）当子宫内膜脱落不全或萎缩不全时雌激素是最好的治疗药物。临床上雌激素治疗对象包括组织活检数量极少、长期接受孕激素治疗和子宫内膜较薄的妇女。治疗失败时需进一步的评估。

（13）当需立即止血的或来不及使用止血药物的患者需要行诊刮术时，宫腔镜检查下诊刮更有助于协助诊断。

（14）长期无排卵妇女，因为无孕激素作用会导致子宫内膜增生，往往没有细胞学异型性改变。除了少数例外，可使用周期孕激素疗法或雌孕激素避孕药。

（15）有细胞学异型性的子宫内膜增生是一种癌前病变，除了有生育要求的妇女，最佳治疗方案是手术。非典型子宫内膜增生需要高剂量孕激素治疗，需定期行子宫内膜活检和长期的密切随访。

（16）子宫肌瘤是常见病，如没有排除其他明显原因的阴道异常出血，特别当肌瘤不凸进子宫腔。子宫腔声学造影明确界定肌瘤的位置，帮助区分无害的肌瘤。

（17）类固醇抗炎药、雌激素、孕激素避孕药，以及宫内节育器，可有效地治疗子宫腺肌症、子宫腔扩张与多个肌壁间肌瘤和其他不明原因的月经过多。

（18）宫腔镜下子宫内膜消融，在异常子宫出血患者中替代治疗时，尤其是药物治疗被拒绝、失败或效果不佳，不能耐受药物时采用。

功血，特别是长期的无排卵性功血，不仅有出血、不孕的近期问题，长期单一的内源性雌激素的刺激会带来子宫内膜癌、冠心病、糖尿病、高脂血症等一系列远期并发症，造成致命的健康损害。适当合理的药物治疗可以改善和治愈部分患者的功血，但对有些患者的治疗周期可能会较长。一般坚持周期性的治疗可以较好地改善出血，保护子宫内膜，甚至妊娠，但药物治疗也有一定的不良反应；对顽固不愈的患者，或合并有其他疾病的患者，可以选择手术治疗。

功能失调性子宫出血是妇科一种常见的疾病，是一种内分泌系统的功能紊乱。它的临床类型和发病原因非常复杂，在诊断和治疗功血的问题时，一定要非常清楚地理解月经生理和雌孕激素的治疗原理和机制，治疗一定要针对病因，并且采用个体化的方案，才能得到较为有效和合理的治疗。

第四节　经前期综合征

经前期综合征(premenstrual syndromes,PMS)又称经前紧张症或经前紧张综合征(premenstrual tension syndrome,PMTS),是育龄妇女常见的问题。PMS是指月经来潮前7~14天(即在月经周期的黄体期),周期性出现的躯体症状(如乳房胀痛、头痛、小腹胀痛、水肿等)和心理症状(如烦躁、紧张、焦虑、嗜睡、失眠等)的总称。PMS症状多样,除上述典型症状外,自杀倾向、行为退化、嗜酒、工作状态差甚至无法工作等也常出现于PMS。由于PMS临床表现复杂且个体差异巨大,因此诊断的关键是症状出现的时间及严重程度。伴有严重情绪不稳定者称为经前焦虑障碍(premenstrual dysphoric disorder,PMDD)。

PMS的临床特点必须考虑:①在大多数月经周期的黄体期,再发性或循环性出现症状;②症状于经至不久缓解,在卵泡期持续不会超过一周;③招致情绪或躯体苦恼或日常功能受累或受损;④症状的再发,循环性和定时性,症状的严重性和无症状期均可通过前瞻性逐日评定得到证实。

PMS的患病率各地报道不一,这与评定方法(回顾性或前瞻性)、调查者的专业、调查样本人群、症状严重水平不一,以及一些尚未确定的因素有关。在妇女生殖阶段可发生,初潮后未婚少女的患病率低,产后倾向出现PMS。虽然50%~80%的生育期妇女普遍存在轻度以上的经前症状,30%~40%有PMS症状的妇女需要治疗,3%~8%的妇女受到符合DSM-IV标准的PMDD的困扰。然而,大多数有经前症状的女性没有得到诊断或治疗。

一、病因与发病机制

近年研究表明,PMS病因涉及诸多因素的联合,如社会心理因素、内分泌因素及神经递质的调节等。但PMS的准确机制仍不明,一些研究结果尚有矛盾之处,进一步的深入研究是必要的。

(一)社会心理因素

情绪不稳定及神经质、特质焦虑者容易体验到严重的PMS症状。应激或负性生活事件可加重经前症状,而休息或放松可减轻,均说明社会心理因素在PMS的发生或延续上发挥作用。

(二)内分泌因素

1.孕激素

这一疾病仅出现于育龄女性,青春期前、妊娠期、绝经后期均不会出现,且仅发生于排卵周期的黄体期。给予外源性孕激素可诱发此病,在激素补充疗法(hormone replace therapy,HRT)中使用孕激素建立周期引发的抑郁情绪和生理症状同PMS相似;曾患有严重PMS的女性,行子宫加双附件切除术后给予HRT,单独使用雌激素不会诱发PMS,而在联合使用雌孕激素时PMS复发。相反,卵巢内分泌激素周期消失,如双卵巢切除或给予促性腺激素释放激素激动剂(gonadotropin releasing hormone antagonist,GnRHa)均可抑制原有的PMS症状。因此,卵巢激素尤其是孕激素可能与PMS的病理机制有关,孕激素可增加女性对甾体类激素的敏感性,使中枢神经系统受激素波动的影响增加。

2.雌激素

(1)雌激素降低学说:正常情况下雌激素有抗抑郁效果,经前雌激素水平下降可能与PMS,特别是经前心境恶劣的发生有关。

(2)雌激素过多学说:雌激素水平绝对或相对高,或者对雌激素的特异敏感性可招致PMS。具有经前焦虑的妇女,雌激素/黄体酮比值较高。雌孕激素比例异常可能与PMS发生有关。

3.雄激素

妇女雄激素来自卵巢和肾上腺。在排卵前后,血中睾酮水平随雌激素水平的增高而上升,且由于大部分来自肾上腺,故于围月经期并不下降,其时睾酮/雌激素及睾酮/孕激素之比处于高值。睾酮作用于脑可增强两性的性驱力和攻击行为,而雌激素和黄体酮可对抗之。经前期雌激素和黄体酮水平下降,脑中睾酮失去对抗物,这至少与一些人PMS的发生有关,特别是心境改变和其他精神病理表现。

(三)神经递质

研究表明在PMS女性中血清性激素的浓度表现为正常,这表明除性激素外还可能有其他因素作用。PMS患者常伴有中枢神经系统某些神经递质及其受体活性的改变,这种改变可能与中枢对激素的敏感性有关。一些神经递质可受卵巢甾体激素调节,如5-羟色胺(5-hydroxytryptamine,5-HT)、乙酰胆碱、去甲肾上腺素、多巴胺等。

1.乙酰胆碱(acetylcholine,ACh)

ACh单独作用或与其他机制联合作用与PMS的发生有关。在人类ACh是抑郁和应激的主要调节物,引起脉搏加快和血压上升,负性情绪,肾上腺交感胺释放和止痛效应。

2.5-HT 与 γ-氨基丁酸

某些神经递质在经前期综合征中发挥关键作用。PMDD 患者与患 PMS 但无情绪障碍者及正常对照组相比,5-HT 在卵泡期增高,黄体期下降,波动明显增大。5-羟色胺能系统对情绪、睡眠、性欲、食欲和认知具有调节功能,在抑郁的发生发展中起到重要作用。雌激素可增加 5-HT 受体的数量及突触后膜对 5-HT 的敏感性,并增加 5-HT 的合成及其代谢产物 5-羟吲哚乙酸的水平。有临床研究显示选择性 5-HT 再摄取抑制剂(selective serotonin reuptake inhibitors, SSRIs)可增加血液中 5-HT 的浓度,对治疗 PMS/PMDD 有较好的疗效。

另外,有研究认为在抑郁、PMS、PMDD 的患者中 γ-氨基丁酸(γ-aminobutyric acid,GABA)活性下降,认为 PMDD 患者可能存在 GABA 受体功能的异常。

3.类鸦片物质与单胺氧化酶

目前认为在性腺类固醇激素影响下,过多暴露于内源性鸦片肽并继之脱离接触可能参与 PMS 的发生。持单胺氧化酶(monoamine oxidase,MAO)学说则认为 PMS 的发生与血小板 MAO 活性改变有关,而这一改变是受黄体酮影响的。正常情况下,雌激素对 MAO 活性有抑制效应,而黄体酮对组织中 MAO 活性有促进作用。MAO 活性增强被认为是经前抑郁和雌激素/孕激素不平衡发生的中介。MAO 活性增加可以减少有效的去甲肾上腺素,导致中枢神经元活动降低和减慢。MAO 学说可解释经前抑郁和嗜睡,但无法说明其他众多的症状。

4.其他

前列腺素可影响钠潴留,以及精神、行为、体温调节及许多 PMS 症状,前列腺素合成抑制剂能改善 PMS 躯体症状。一般认为此类非甾体抗炎药可降低引起 PMS 症状的中介物质的组织浓度起到治疗作用。维生素 B_6 是合成多巴胺与五羟色胺的辅酶,维生素 B_6 缺乏与 PMS 可能有关,一些研究发现维生素 B_6 治疗似乎比安慰剂效果好,但结果并非一致。

二、临床表现

近年研究提出大约 20 类症状是常见的,包括躯体、心理和行为 3 个方面。其中恒定出现的是头痛、疼痛、肿胀、嗜睡、易激惹和抑郁,行为笨拙,渴望食物。但表现有较大的个体差异,取决于躯体健康状态,人格特征和环境影响。国际经前期紊乱协会将上述的经前期症状分为以下两类:核心PMD,其特点为通常伴有自发性排卵的月经周期;可变PMD,与核心PMD相比较为复杂。变异PMD在经前期加重,是在无排卵周期中出现的症状,在排卵周期和孕激素作用周期中类似症状中不会发生。

(一)躯体症状

1.水潴留

经前水潴留一般多见于踝、小腿、手指、腹部和乳房,可导致乳房胀痛、体重增加、面部虚肿和水肿,腹部不适或胀满或疼痛,排尿量减少。这些症状往往在清晨起床时明显。

2.疼痛

头痛较为常见,背痛、关节痛、肌肉痛、乳房痛发生率也较高。

3.自主神经功能障碍

常见恶心、呕吐、头晕、潮热、出汗等。可出现低血糖,许多妇女渴望摄入甜食。

(二)心理症状

主要为负性情绪或心境恶劣。

1.抑郁

心境低落、郁郁不乐、消极悲观、空虚孤独,甚至有自杀意念。

2.焦虑、激动

烦躁不安,似感到处于应激之下。

3.运动共济和认知功能改变

可出现行动笨拙、运动共济不良、记忆力差、自感思路混乱。

(三)行为改变

可表现为社会退缩,回避社交活动;社会功能减低,判断力下降,工作时失误;性功能减退或亢进等改变。

三、诊断与鉴别诊断

(一)诊断标准

PMS具有3项属性(经前期出现;在此以前无同类表现;经至消失),诊断一般不难。美国国立精神卫生研究院的工作定义如下:一种周期性的障碍,其严重程度是以影响一个妇女生活的一些方面(如为负性心境,经前一周心境障碍的平均严重程度较之经后一周加重 30%），而症状的出现与月经有一致的和可以预期的关系。这一定义规定了 PMS 的症状出现与月经有关，对症状的严重程度做出定量化标准。

（二）诊断方法

严重问题的每天评定记录表（daily record of severity of problems,DRSP）可让 PMS 诊断更明确。这个表是用来记录情绪和身体与月经周期相关的症状。要求患者在没有任何前瞻性治疗下，至少连续 2 个月描述他们的症状。医师通过了解症状发生的时间、每个月经周期症状的变化，月经后 1～2 天症状消失来做判断。

（三）鉴别诊断

1.月经周期性精神病

PMS 可能是在内分泌改变和心理-社会因素作用下起病的，而月经周期性精神病则有着更为深刻的原因和发病机制。PMS 的临床表现是以心境不良和众多躯体不适组成，不致发展为重性精神病形式，可与月经周期性精神病区别。

2.抑郁症

PMS 妇女有较高的抑郁症发生风险，以及抑郁症患者较之非情感性障碍患者有较高的 PMS 发生率，已如上述。根据 PMS 和抑郁症的诊断标准，可作出鉴别。

3.其他精神疾病经前恶化

根据 PMS 的诊断标准与其他精神疾病经前恶化进行区别。

四、治疗

PMS 的治疗应针对躯体、心理症状、内在病理机制和改变正常排卵性月经周期等方面。此外，心理治疗和家庭治疗亦受到较多的重视。轻症 PMS 病例采取环境调整、适当膳食、身体锻炼、改善生活方式、应激处理和社会支持等措施即可，重症患者则需实施以下治疗。

（一）非药物治疗

1.调整生活方式

主要包括合理的饮食与营养、适当的身体锻炼、戒烟、限制盐和咖啡的摄入。可改变饮食习惯，增加钙、镁、维生素 B_6、维生素 E 的摄入等，但尚没有确切，一致的研究表明以上维生素和微量元素治疗的有效性。体育锻炼可改善血液循环,但其对 PMS 的预防作用尚不明确,多数临床专家认为每天锻炼 20~30 分钟有助于加强药物治疗和心理治疗。

2.心理治疗

心理因素在 PMS 发展中所起的作用是不容忽视的。精神刺激可诱发和加重 PMS。要求患者日常保持乐观情绪,生活有规律,参加运动锻炼,增强体质,行为疗法曾用以治疗 PMS,放松技术有助于改善疼痛症状。生活在经前综合征妇女身边的人,如父母、丈夫、子女等,要多关心患者,对她们在经前出现的心境烦躁,易激惹等给以容忍和同情。工作周围的人也应体谅她们经前发生的情绪症状,在各方面予以照顾,避免在此期间从事驾驶或其他具有危险性的作业。

3.膳食补充

膳食补充剂已被证明是对 PMS 症状有积极作用。与安慰剂组相比,每天服用 1 200 mg 碳酸钙的 PMDD 妇女,可减少 48% 与情感和身体相关的 PMS 症状。另一项研究表明,每天服用 80 mg 的维生素 B_6 与安慰剂组相比,可减少情绪相关的 PMS 症状,但对躯体相关症状无效。大剂量(>300 mg)维生素 B_6 可能与外周神经病变相关;然而,中等剂量的维生素 B_6 可在不良反应最小的情况下,缓解 PMS 症状。

(二)药物治疗

1.精神药物

(1)抗抑郁药:5-羟色胺再摄取抑制剂(selective serotonergic reuptake inhibitors,SSRIs)对 PMS 有明显疗效,达 60%~70% 且耐受性较好,目前认为是一线药物。如氟西汀(百忧解)20 mg 每天 1 次,经前口服至月经第 3 天。减轻情感症状优于躯体症状。

舍曲林剂量为每天 50~150 mg。三环类抗抑郁药氯米帕明是一种三环类抑制 5-羟色胺和去甲肾上腺素再摄取的药物,每天 25~75 mg 对控制 PMS 有效,黄体期服药即可。SSRIs 与三环类抗抑郁药物相比,无抗胆碱能、低血压及镇静等不良反应,并具有无依赖性和无特殊的心血管及其他严重毒性作用的优点。SSRIs 除抗抑郁外也有改善焦虑的效应,目前应用明显多于三环类。

(2)抗焦虑药:苯二氮䓬类用于治疗 PMS 已有很长时间,如阿普唑仑为抗焦虑药,也有抗抑郁性质,用于 PMS 获得成功。起始剂量为 0.25 mg,1 天 2~3 次,逐渐递增,每天剂量可达 2.4 mg 或 4 mg,在黄体期用药,经至即停药,停药后一般不出现戒断症状。

2.抑制排卵周期

(1)口服避孕药:作用于 H-P-O 轴可导致不排卵,常用以治疗周期性精神病和各种躯体症状。口服避孕药对 PMS 的效果不是绝对的,因为一些亚型用本剂后症状不仅未见好转反而恶化。就一般病例而论复方短效单相口服避孕药均有效。国内多选用复方炔诺酮或复方甲地孕酮。

(2)达那唑:一种人工合 17α-炔孕酮的衍生物,对下丘脑-垂体促性腺激素有抑制作用。100～400 mg/d 对消极情绪、疼痛及行为改变有效,200 mg/d 能有效减轻乳房疼痛。但其雄激素活性及致肝功能损害作用,限制了其在 PMS 治疗中的临床应用。

(3)促性腺激素释放激素激动剂:促性腺激素释放激素激动剂在垂体水平通过降调节抑制垂体促性腺激素分泌,造成低促性腺激素水平及低雌激素水平,达到药物切除卵巢的疗效。有随机双盲安慰剂对照研究证明促性腺激素释放激素激动剂治疗 PMS 有效。单独应用促性腺激素释放激素激动剂应注意低雌激素血症及骨量丢失,故治疗第 3 个月应采用反加疗法克服其不良反应。

(4)手术切除卵巢或放射破坏卵巢功能:虽然此方法对重症 PMS 治疗有效,但卵巢功能破坏导致绝经综合征及骨质疏松性骨折、心血管疾病等风险增加,应在其他治疗均无效时酌情考虑。对中、青年女性患者不宜采用。

3.其他

(1)利尿剂:PMS 的主要症状与组织和器官水肿有关。醛固酮受体阻滞剂螺内酯不仅有利尿作用,对血管紧张素功能亦有抑制作用。剂量为 25 mg,每天 2～3 次,可减轻水潴留,并对精神症状亦有效。

(2)抗前列腺素制剂:经前子宫内膜释放前列腺素,改变平滑肌张力,免疫功能及神经递质代谢。抗前列腺素如甲芬那酸 250 mg,每天 3 次,于经前 12 天起服用。餐中服可减少胃刺激。如果疼痛是 PMS 的标志,抗前列腺素有效。除对痛经、乳胀、头痛、痉挛痛、腰骶痛有效,对紧张易怒症状也有报告有效。

(3)多巴胺拮抗剂:高催乳素血症与 PMS 关系已有研究报道。溴隐亭为多巴胺拮抗剂,可降低 PRL 水平并改善经前乳房胀痛。剂量为 2.5 mg,每天 2 次,餐中服药可减轻不良反应。

五、临床特殊情况的思考和建议

月经前周期性发生躯体精神及行为症状影响妇女日常生活和工作,称为经前期综合征,伴有严重情绪不稳定者称为经前焦虑障碍。病因涉及心理、激素、大脑神经系统之间的相互作用,但确切作用机制尚未明了。轻症 PMS 病例通过调整环境、改善生活方式、提供社会支持等予以治疗。重症患者尤其伴有明显负性情绪或心境恶劣如焦虑、抑郁甚至有自杀意念等,应及时与精神疾病科联系,协作管理治疗,包括采用抗抑郁、抗焦虑药物的治疗。

第五节 围绝经期综合征

围绝经期综合征是指妇女在自然绝经前或因其他原因丧失卵巢功能,而出现一系列性激素减少所致的症状,包括自主神经功能失调的表现。

一、病因及病理生理

更年期的变化包括两个方面:一方面是卵巢功能衰退,此时期卵巢逐渐趋于排卵停止,雌激素分泌减少,体内雌激素水平低落;另一方面是机体老化,两者常交织在一起。神经、血管功能不稳定的综合征主要与性激素水平下降有关,但发生机制尚未完全阐明。

二、诊断

(一)临床表现

临床表现主要根据患者的自觉症状,而无其他器质性疾病。

(1)血管舒缩综合征:潮热、面部发红、出汗,瞬息即过,反复发作。

(2)精神神经症状:情绪不稳定、易激动,自己不能控制,忧郁失眠,精力不集中等。

(3)生殖道变化:外阴与阴道萎缩,阴道干燥疼痛,外阴瘙痒。子宫萎缩、盆底松弛导致子宫脱垂及阴道膨出。

(4)尿频急或尿失禁:皮肤干燥、弹性消失;乳房萎缩、下垂。

(5)心血管系统:胆固醇、甘油三酯和致动脉粥样化脂蛋白增高,抗动脉粥样硬化脂蛋白降低,可能与冠心病的发生有关。

(6)全身骨骼发生骨质疏松。

(二)鉴别诊断

必须排除心血管、神经精神和泌尿生殖器各处的病变;潮热、出汗、精神症状、高血压等需与甲状腺功能亢进症和嗜铬细胞瘤相鉴别。

(三)辅助检查

(1)血激素测定:FSH 及 LH 增高、雌二醇下降。

(2)X 线检查:脊椎、股骨及掌骨可发现骨质疏松。

三、治疗

(一)一般治疗

加强卫生宣教,解除不必要的顾虑,保证劳逸结合与充分的睡眠。轻症者不必服药治疗,必要时可选用适量镇静药,如地西泮 2.5～5 mg/d 或氯氮䓬 10～20 mg/d 睡前服,谷维素 20 mg,每天 3 次。

(二)性激素治疗

绝经前主要用孕激素或雌孕激素联合调节月经异常;绝经后用替代治疗。

1.雌激素

对于子宫已切除的妇女,可单纯用妊马雌酮 0.625 mg 或 17β-雌二醇 1 mg,连续治疗 3 个月。对于存在子宫的妇女,可用尼尔雌醇片每次 5 mg,每月 1 次,症状改善后维持量 1～2 mg,每月 2 次,对稳定神经血管舒缩活动有明显的疗效,而对子宫内膜的影响少。

2.雌激素、孕激素序贯疗法

雌激素用法同上,后半期加用 7～10 d 炔诺酮,每天 2.5～5 mg 或黄体酮 6～10 mg,每天 1 次或甲羟孕酮 4～8 mg,每天 1 次,可减少子宫内膜癌的发生率。但周期性子宫出血的发生率高。

3.雌激素、雄激素联合疗法

妊马雌酮 0.625 mg 或 17β-雌二醇 1 mg,每天 1 次,加甲睾酮 5～10 mg,每天 1 次,连用 20 天,对有抑郁型精神状态患者较好,且能减少对子宫内膜的增殖作用,但有男性化作用,而且常用雄激素有成瘾可能。

4.激素替代治疗(HRT)应注意的几点

(1)HRT 应该是维持围绝经期和绝经后妇女健康的全部策略(包括关于饮食、运动、戒烟和限酒)中的一部分。在没有明确应用适应证时,比如雌激素不足导致的明显症状和身体反应,不建议使用 HRT。

(2)绝经后 HRT 不是一个给予标准女性的单一的疗法,HRT 必须根据临床症状,预防疾病的需要,个人及家族病史,相关实验室检查,女性的偏好和期望做到个体化治疗。

（3）没有理由强制性限制 HRT 使用时限。她们也可以有几年时间中断 HRT，但绝经症状可能会持续许多年，她们应该给予最低有效的治疗剂量。是否继续 HRT 治疗取决于具有充分知情权的医患双方的审慎决定，并视患者特殊的目的或对后续的风险与收益的客观评估而定。只要女性能够获得症状的改善，并且了解自身情况及治疗可能带来的风险，就可以选择 HRT。

（4）使用 HRT 的女性应该至少 1 年进行 1 次临床随访，包括体格检查，更新病史和家族史，相关实验室和影像学检查，与患者进行生活方式和预防及减轻慢性病策略的讨论。

（5）总体来说，在有子宫的所有妇女中，全身系统雌激素治疗中应该加入孕激素，以防止子宫内膜增生或是内膜癌。无子宫者，无须加用孕激素。用于缓解泌尿生殖道萎缩的低剂量阴道雌激素治疗，可被全身吸收，但雌激素还达不到刺激内膜的水平，无须同时给予孕激素。

（6）乳腺癌与绝经后 HRT 的相关性程度还存在很大争议。但与 HRT 有关可能增加的乳腺癌风险是很小的（少于每年 0.1%），并小于由生活方式因素如肥胖、酗酒所带来的风险。

（7）禁忌证，如血栓栓塞性疾病、镰状细胞贫血、严重肝病、脑血管疾病、严重高血压等。

病 理 妊 娠

第一节 胎盘早剥

20 周以后或分娩期正常位置的胎盘在胎儿娩出前部分或全部从子宫壁剥离,称为胎盘早剥。胎盘早剥是妊娠晚期严重并发症,具有起病急、发展快的特点,若处理不及时可危及母儿生命。胎盘早剥的发病率:国外 1‰～2‰,国内 0.46‰～2.1‰。

一、病因

胎盘早剥确切的原因及发病机制尚不清楚,可能与下述因素有关。

(一)孕妇血管病变

孕妇患严重妊娠期高血压疾病、慢性高血压、慢性肾脏疾病或全身血管病变时,胎盘早剥的发生率增高。妊娠合并上述疾病时,底蜕膜螺旋小动脉痉挛或硬化,引起远端毛细血管变性坏死甚至破裂出血,血液流至底蜕膜层与胎盘之间形成胎盘后血肿,致使胎盘与子宫壁分离。

(二)机械性因素

外伤尤其是腹部直接受到撞击或挤压;脐带过短(<30 cm)或脐带围绕颈、绕体相对过短时,分娩过程中胎儿下降牵拉脐带造成胎盘剥离;羊膜穿刺时刺破前壁胎盘附着处,血管破裂出血引起胎盘剥离。

(三)子宫腔内压力骤减

双胎妊娠分娩时,第一胎儿娩出过速,羊水过多时,人工破膜后羊水流出过快,均可使子宫腔内压力骤减,子宫骤然收缩,胎盘与子宫壁发生错位剥离。

（四）子宫静脉压突然升高

妊娠晚期或临产后，孕妇长时间仰卧位，巨大妊娠子宫压迫下腔静脉，回心血量减少，血压下降。此时子宫静脉淤血、静脉压增高、蜕膜静脉床淤血或破裂，形成胎盘后血肿，导致部分或全部胎盘剥离。

（五）其他一些高危因素

如高龄孕妇、吸烟、可卡因滥用、孕妇代谢异常、孕妇有血栓形成倾向、子宫肌瘤（尤其是胎盘附着部位肌瘤）等与胎盘早剥发生有关。有胎盘早剥史的孕妇再次发生胎盘早剥的危险性比无胎盘早剥史者高 10 倍。

二、分类及病理变化

胎盘早剥主要病理改变是底蜕膜出血并形成血肿，使胎盘从附着处分离。按病理类型，胎盘早剥可分为显性、隐性及混合性 3 种（图 4-1）。若底蜕膜出血量少，出血很快停止，多无明显的临床表现，仅在产后检查胎盘时发现胎盘母体面有凝血块及压迹。若底蜕膜继续出血，形成胎盘后血肿，胎盘剥离面随之扩大，血液冲开胎盘边缘并沿胎膜与子宫壁之间经过颈管向外流出，称为显性剥离或外出血。若胎盘边缘仍附着于子宫壁或由于胎先露部固定于骨盆入口，使血液积聚于胎盘与子宫壁之间，称为隐性剥离或内出血。由于子宫内有妊娠产物存在，子宫肌不能有效收缩，以压迫破裂的血窦而止血，血液不能外流，胎盘后血肿越积越大，子宫底随之升高。当出血达到一定程度时，血液终会冲开胎盘边缘及胎膜外流，称为混合型出血。偶有出血穿破胎膜溢入羊水中成为血性羊水。

胎盘早剥发生内出血时，血液积聚于胎盘与子宫壁之间，随着胎盘后血肿压力的增加，血液浸入子宫肌层，引起肌纤维分离、断裂甚至变性；当血液渗透至子宫浆膜层时，子宫表面现紫蓝色瘀斑，称为子宫胎盘卒中，又称为库弗莱尔子宫。有时血液还可渗入输卵管系膜、卵巢表面上皮下、阔韧带内。子宫肌层由于血液浸润、收缩力减弱，造成产后出血。

严重的胎盘早剥可以引发一系列病理生理改变。从剥离处的胎盘绒毛和蜕膜中释放大量组织凝血活酶，进入母体血循环，激活凝血系统，导致弥散性血管内凝血（DIC），肺、肾等脏器的毛细血管内微血栓形成，造成脏器缺血和功能障碍。胎盘早剥持续时间越长，促凝物质不断进入母血，激活纤维蛋白溶解系统，产生大量的纤维蛋白原降解产物（FDP），引起继发性纤溶亢进。发生胎盘早剥后，消耗大量凝血因子，并产生高浓度 FDP，最终导致凝血功能障碍。

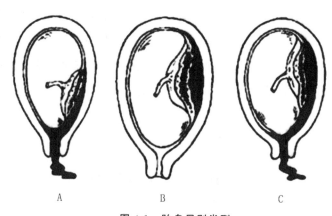

图 4-1 胎盘早剥类型

A.显性剥离；B.隐性剥离；C.混合性剥离

三、临床表现

根据病情严重程度,谢尔(Sher)将胎盘早剥分为 3 度。

(一)Ⅰ度

Ⅰ度多见于分娩期,胎盘剥离面积小,患者常无腹痛或腹痛轻微,贫血体征不明显。腹部检查见子宫软,大小与妊娠周数相符,胎位清楚,胎心率正常。产后检查见胎盘母体面有凝血块及压迹即可诊断。

(二)Ⅱ度

Ⅱ度的胎盘剥离面为胎盘面积 1/3 左右。主要症状为突然发生持续性腹痛、腰酸或腰背痛,疼痛程度与胎盘后积血量成正比。无阴道流血或流血量不多,贫血程度与阴道流血量不相符。腹部检查见子宫大于妊娠周数,子宫底随胎盘后血肿增大而升高。胎盘附着处压痛明显(胎盘位于后壁则不明显),宫缩有间歇,胎位可扪及,胎儿存活。

(三)Ⅲ度

胎盘剥离面超过胎盘面积 1/2。临床表现较Ⅱ度重。患者可出现恶心、呕吐、面色苍白、四肢湿冷、脉搏细数、血压下降等休克症状,且休克程度大多与阴道流血量不成正比。腹部检查见子宫硬如板状,宫缩间歇时不能松弛,胎位扪不清,胎心消失。

四、处理原则

纠正休克、及时终止妊娠是处理胎盘早剥的原则。患者入院时,情况危重、处于休克状态,应积极补充血容量,及时输入新鲜血液,尽快改善患者状况。胎盘早剥一旦确诊,必须及时终止妊娠。终止妊娠的方法根据胎次、早剥的严重程度、胎儿宫内状况及宫口开大等情况而定。此外,对并发症如凝血功能障碍、产后出血和急性肾衰竭等进行紧急处理。

第二节 胎儿窘迫

胎儿在宫内有缺氧征象危及胎儿健康和生命者,称为胎儿窘迫。胎儿窘迫是一种由于胎儿缺氧而表现的呼吸、循环功能不全综合征,是当前剖宫产的主要适应证之一。胎儿窘迫主要发生在临产过程,以第一产程末及第二产程多见,也可发生在妊娠后期。发病率各家报道不一,一般在 10.0%～20.5%。产前及产时胎儿窘迫是围生儿死亡的主要原因。

一、病因

通过子宫胎盘循环,母体将氧输送给胎儿,CO_2 从胎儿排入母体,在输送交换过程中某一环节出现障碍,均可引起胎儿窘迫。

(一)母体血氧含量不足

母体血氧含量不足:如产妇患严重心肺疾病或心肺功能不全、妊娠期高血压疾病、高热、重度贫血、失血性休克、仰卧位低血压综合征等,均使母体血氧含量降低,影响对胎儿的供氧。导致胎儿缺氧的母体因素有以下几种:①微小动脉供血不足,如妊娠期高血压疾病等。②红细胞携氧量不足,如重度贫血、一氧化碳中毒等。③急性失血,如前置胎盘、胎盘早剥等。④各种原因引起的休克与急性感染发热。⑤子宫胎盘血运受阻,如急产或不协调性子宫收缩乏力等,缩宫素使用不当引起过强宫缩;产程延长,特别是第二产程延长;子宫过度膨胀,如羊水过多和多胎妊娠;胎膜早破等。

(二)胎盘、脐带因素

脐带和胎盘是母体与胎儿间氧及营养物质的输送传递通道,其功能障碍必然影响胎儿获得所需氧及营养物质。常见的胎盘功能低下病因包括妊娠期高血压疾病、慢性肾炎、过期妊娠、胎盘发育障碍(过小或过大)、胎盘形状异常(膜状胎盘、轮廓胎盘等)和胎盘感染、胎盘早剥等。常见的脐带血运受阻,病因为脐带脱垂、脐带绕颈、脐带打结引起母儿间循环受阻。

(三)胎儿因素

胎儿方面的病因包括严重的心血管疾病,呼吸系统疾病,胎儿畸形,母儿血型不合,胎儿宫内感染,颅内出血,颅脑损伤等。

二、病理生理

胎儿血氧降低、二氧化碳蓄积出现呼吸性酸中毒。初期通过自主神经反射,兴奋交感神经,肾上腺儿茶酚胺及皮质醇分泌增多,血压上升及心率加快。若继续缺氧,则转为兴奋迷走神经,胎心率减慢。缺氧继续发展,刺激肾上腺增加分泌,再次兴奋交感神经,胎心由慢变快,说明胎儿已处于代偿功能极限,提示为病情严重。无氧糖酵解增加,导致丙酮酸、乳酸等有机酸增加,转为代谢性酸中毒,胎儿血 pH 下降,细胞膜通透性加大,胎儿血钾增加,胎儿在宫内呼吸运动加强,导致混有胎粪的羊水吸入,出生后延续为新生儿窒息及吸入性肺炎。肠蠕动亢进,肛门括约肌松弛,胎粪排出。若在孕期慢性缺氧情况下,可出现胎儿发育及营养不正常,形成胎儿宫内发育迟缓,临产后易发生进一步缺氧。

三、临床表现

根据胎儿窘迫发生速度可分为急性胎儿窘迫及慢性胎儿窘迫两类。

(一)慢性胎儿窘迫

慢性胎儿窘迫多发生在妊娠末期,往往延续至临产并加重。其原因多因孕妇全身性疾病或妊娠期疾病引起胎盘功能不全或胎儿因素所致。临床上除可发现母体存在引起胎盘供血不足的疾病外,还发生胎儿宫内发育受限。孕妇体重、宫高、腹围持续不长或增长很慢。

(二)急性胎儿窘迫

急性胎儿窘迫主要发生在分娩期,多因脐带因素(如脐带脱垂、脐带绕颈、脐带打结)、胎盘早剥、宫缩强且持续时间长及产妇低血压,休克引起。

四、诊断

根据病史、胎动变化及有关检查可以做出诊断。

五、辅助检查

(一)胎心率变化

胎心率是了解胎儿是否正常的一个重要标志,胎心率的改变是急性胎儿窘迫最明显的临床征象。①胎心率>160 次/分,尤其是>180 次/分,为胎儿缺氧的初期表现(孕妇心率不快的情况下);②随后胎心率减慢,胎心率<120 次/分,尤其是<100 次/分,为胎儿危险征;③胎心监护仪图像出现以下变化,应诊断为胎儿窘迫:出现频繁的晚期减速,多为胎盘功能不良。重度可变减速的出现,多为脐带血运受阻表现,若同时伴有晚期减速,表示胎儿缺氧严重,情况紧急。

(二)胎动计数

胎动减少是胎儿窘迫的一个重要指标,每天监测胎动可预知胎儿的安危。妊娠近足月时,胎动>20 次/24 小时。胎动消失后,胎心在 24 小时内也会消失。急性胎儿窘迫初期,表现为胎动过频,继而转弱及次数减少,直至消失,也应予以重视。

(三)胎心监护

首先进行无负荷试验(NST),NST 无反应型需进一步行宫缩应激试验(CST)或缩宫素激惹试验(OCT),CST 或 OCT 阳性高度提示存在胎儿宫内窘迫。

(四)胎儿脐动脉血流测定

胎儿脐动脉血流速度波形测定是一项胎盘功能试验,对怀疑有慢性胎儿窘迫者可行此监测。通过测定收缩期最大血流速度与舒张末期血流速度的比值(S/D)表示胎儿胎盘循环的阻力情况,反映胎盘的血流灌注。脐动脉舒张期血流缺失或倒置,提示胎儿严重胎儿窘迫,应该立即终止妊娠。

(五)胎盘功能检查

测定血浆 E_3 测定并动态连续观察,若急骤减少 30%~40%,表示胎儿胎盘功能减退,胎儿可能存在慢性缺氧。

(六)生物物理象监测

在 NST 监测的基础上应用 B 超仪监测胎动、胎儿呼吸、胎儿张力及羊水量,综合评分了解胎儿在宫内的安危状况。曼宁(Manning)评分 10 分为正常,

≤8分为可能有急性或慢性缺氧,≤6分为可疑有急性或慢性缺氧,≤4分为有急性或慢性缺氧,≤2分为有急性缺氧伴慢性缺氧。

(七)羊水胎粪污染

胎儿缺氧,兴奋迷走神经,肠蠕动亢进,肛门括约肌松弛,胎粪排入羊水中,羊水呈绿色,黄绿色,浑浊棕黄色,即羊水Ⅰ度、Ⅱ度、Ⅲ度污染。破膜可直接观察羊水性状及粪染程度。未破膜经羊膜镜窥检,透过胎膜了解羊水性状。羊水Ⅰ度污染无肯定的临床意义。羊水Ⅱ度污染,胎心音好者,应密切监测胎心,不一定是胎儿窘迫。羊水Ⅲ度污染,应及早结束分娩。

(八)胎儿头皮血测定

头皮血气测定应在电子胎心监护异常的基础上进行。头皮血 pH 7.20～7.24为病理前期,可能存在胎儿窘迫,应立即进行宫内复苏,间隔15分钟复查血气值。pH 7.15～7.19 提示胎儿酸中毒及窘迫,应立即复查,如仍≤7.19,除外母体酸中毒后应在1小时内结束分娩。pH<7.15是严重胎儿窘迫的危险信号,须迅速结束分娩。

六、鉴别诊断

对于胎儿窘迫,主要是综合考虑判断是否确实存在胎儿窘迫。

七、治疗

(一)慢性胎儿窘迫

应针对病因处理,视孕周、有无胎儿畸形、胎儿成熟度和窘迫的严重程度决定处理。

(1)定期做产前检查者,估计胎儿情况尚可,应嘱孕妇取侧卧位减少下腔静脉受压,增加回心血流量,使胎盘灌注量增加,改善胎盘血供应,延长孕周数。每天吸氧提高母血氧分压,静脉注射50%葡萄糖40 mL 加维生素 C 2 g,每天2次。根据情况做 NST 检查,每天胎动计数。

(2)情况难以改善:接近足月妊娠,估计在娩出后胎儿生存机会极大者,为减少宫缩对胎儿的影响,可考虑行剖宫产。如胎肺尚未成熟,可在分娩前48小时静脉注射地塞米松 10 mg 促进胎儿肺泡表面活性物质的合成,预防呼吸窘迫综合征的发生。如果孕周小,胎儿娩出后生存可能性小,将情况向家属说明,做到知情选择。

(二)急性胎儿窘迫

(1)若宫内窘迫达严重阶段必须尽快结束分娩,其指征是:①胎心率低于120次/分或高于180次/分,伴羊水Ⅱ～Ⅲ度污染;②羊水Ⅲ度污染,B超显示羊水池<2 cm;③持续胎心缓慢达100次/分以下;④胎心监护反复出现晚期减速或出现重度可变减速,胎心60次/分以下持续60秒以上;⑤胎心图基线变异消失伴晚期减速。

(2)积极寻找原因并排除如心力衰竭、呼吸困难、贫血、脐带脱垂等。改变体位左或右侧卧位,以改变胎儿脐带的关系,增加子宫胎盘灌注量。①持续吸氧提高母体血氧含量,以提高胎儿的氧分压。静脉注射50%葡萄糖40 mL加维生素C 2 g。②子宫颈尚未完全扩张,胎儿窘迫情况不严重,可吸氧、左侧卧位,观察10分钟,若胎心率变为正常,可继续观察。若因使用缩宫素宫缩过强造成胎心率异常减缓者,应立即停止滴注或用抑制宫缩的药物,继续观察是否能转为正常。若无显效,应行剖宫产术。施术前做好新生儿窒息的抢救准备。③宫口开全,胎先露已达坐骨棘平面以下3 cm,吸氧同时尽快助产经阴道娩出胎儿。

第三节 早 产

一、早产定义

1961年世界卫生组织(WHO)将早产(preterm birth,PTB)定义在孕龄37周以下终止者。1997年美国妇产科医师学会将早产定义为妊娠20～37周分娩者。欧美国家普遍接受的早产孕周下限为20～24周。

目前我国采用的早产界定在发生于妊娠满28～36^{+6}周的分娩。自发性早产(spontaneous preterm birth,SPB)约占所有早产的80%,因母胎疾病治疗需要终止妊娠者称医学指征性早产,约占所有早产的20%。早产儿近期影响包括呼吸窘迫综合征、脑室内出血、支气管肺发育不全、动脉导管持续开放、早产儿视网膜病变、坏死性小肠结膜炎、呼吸暂停、高胆红素血症、低血糖、红细胞计数减少、视觉和听觉障碍等疾病。远期影响包括脑瘫、慢性肺部疾病、感知和运动障碍、视觉和听觉障碍、学习能力低下等。

二、病因和发病机制

确切的早产病因和发病机制并不清楚。

(一)感染

感染包括局部蜕膜-羊膜炎、细菌性阴道病、全身感染和无症状性菌尿等,以及非细菌性炎症反应。各种炎症通过启动蜕膜-羊膜细胞因子网络系统,增加前列腺素释放,导致早产。

(二)母体紧张、胎儿窘迫及胎盘着床异常

母体或胎儿的下丘脑-垂体-肾上腺轴异常活跃,导致胎盘及蜕膜细胞分泌促肾上腺激素释放激素增加,雌激素增加,子宫对缩宫素敏感度增加。

(三)蜕膜出血

导致局部凝血酶及抗凝血酶Ⅲ复合物增加,启动局部细胞因子网络或蛋白分解酶网络或直接引发宫缩。

(四)子宫过度膨胀

多胎妊娠,羊水过多,子宫畸形等。

三、临床表现和诊断

早产分娩发生前可以历经先兆早产、早产临产和难免早产3个阶段。3个阶段主要是从临床方面的宫缩、子宫颈变化和病程可否逆转来考虑,截然界限很难分清楚。

(一)先兆早产

出现腹痛、腰酸,阴道流液、流血,宫缩≥6次/小时,子宫颈尚未扩张,但经阴道B超测量子宫颈长度≤2 cm,或为2~3 cm,同时胎儿纤维连接蛋白阳性者。

(二)早产临产

宫缩≥6次/小时,子宫颈缩短≥80%,子宫颈扩张≥3 cm。

(三)难免早产

早产临产进行性发展进入不可逆转阶段,如规律宫缩不断加强,子宫颈口扩张至4 cm或胎膜破裂,致早产不可避免者。

四、处理

(一)高危因素识别

于孕前、孕早期和产前检查时注意对高危因素的警觉,尤其注意叠加因素者。

1.前次早产史

有早产史的孕妇再发早产风险比一般孕妇高 2.5 倍,前次早产越早,再次早产的风险越高。

2.子宫颈手术史

子宫颈锥切、LEEP 手术治疗、反复人工流产扩张子宫颈等与早产有关。

3.子宫畸形

子宫、子宫颈畸形增加早产风险。

4.孕妇年龄等

孕妇<17 岁或>35 岁,文化层次低、经济状况差或妊娠间隔短。

5.孕妇体质

孕妇体质指数<19 kg/m²,或孕前体重<50 kg,营养状况差,工作时间>80 小时/周。

6.妊娠异常

接受辅助生殖技术后妊娠、多胎妊娠、胎儿异常、阴道流血、羊水过多/过少者。

7.妊娠期患病

孕妇患高血压病、糖尿病、甲状腺疾病、自身免疫病、哮喘、腹部手术史、有烟酒嗜好或吸毒者。

8.生殖器官感染

孕妇患细菌性阴道病、滴虫性阴道炎、衣原体感染、淋病、梅毒、尿路感染、严重的病毒感染、子宫腔感染。

9.子宫颈缩短

妊娠 14～28 周,子宫颈缩短。

10.胎儿纤维连接蛋白阳性

妊娠 22～34 周,子宫颈或阴道后穹隆分泌物检测胎儿纤维连接蛋白阳性。

11.生活方式的改变

中国人西方化生活方式。

（二）风险评估和预测

1.妊娠前干预

对有早产史、复发性流产史者在孕前查找原因,必要时进行子宫颈内口松弛状况检查。如有生殖系统畸形需要外科手术矫正。指导孕期规律产前检查。

2.妊娠中检测

对疑似子宫颈功能不全或存在早产风险因素者,对出现痛性或频繁无痛性子宫收缩、腹下坠或盆腔压迫感、月经样腹绞痛、阴道排液或出血及腰骶痛等症状时,应联合检测子宫颈长度(cervical length,CL)和胎儿纤维连接蛋白(fetal fibronectin,fFN)预测早产。CL≤2.5 cm 结合 fFN 阳性,48 小时内分娩者 7.9%,7 天内分娩者 13%,预测敏感性、特异性、阳性预测值、阴性预测值分别为 42%、97%、75%、91%。

（三）一般处理

(1)早孕期 B 超检查确定胎龄、了解胎数(如果是双胎应了解绒毛膜性,如果能测 NT 则可了解胎儿非整倍体及部分重要器官畸形的风险)。

(2)对于有早产高危因素者,适时进行针对性预防。

(3)筛查和治疗无症状性菌尿。

(4)平衡饮食,合理增加妊娠期体重。

(5)避免吸烟饮酒、长时间站立和工作时间过长。

（四）抗早产干预措施

1.子宫颈环扎术

子宫颈环扎术对诊断子宫颈功能不全者可于孕 13～14 周后行预防性子宫颈环扎术。对于子宫颈功能不全所致宫口开大或者胎膜突向阴道时的紧急治疗性环扎是有效的。对有早产史者,如果妊娠 24 周时 CL＜2.5 cm 应进行子宫颈环扎;对双胎、子宫发育异常、子宫颈锥切者,子宫颈环扎没有预防早产作用,但应在孕期注意监测。

2.黄体酮的应用

预防早产的黄体酮包括天然黄体酮阴道栓(天然黄体酮凝胶 90 毫升/支、微粒化黄体酮胶囊 200 毫升/粒)和 17-α 羟孕酮(250 毫升/支,注射剂)。在单胎无早产史孕妇妊娠 24 周 CL＜2 cm 时,应用天然黄体酮凝胶 90 mg 或微粒化黄体酮胶囊 200 mg 每天一次阴道给药,从 24 周开始至 36 周,能减少围生期病死率。对单胎以前有早产史者,可应用 17-α 羟孕酮 250 mg 每天一次肌内注射,从 16～

20 周开始至 36 周。黄体酮使用总体安全,但有报道应用 17-α 羟孕酮可增加中期妊娠死胎风险,也增加妊娠糖尿病发病风险。

3.宫缩抑制剂的应用

使用宫缩抑制剂的目的在于延迟分娩,完成促胎肺成熟治疗,以及为孕妇转诊到有早产儿抢救条件的医疗机构赢得时间。宫缩抑制剂只适用于先兆早产和早产临产者、胎儿能存活且无继续妊娠禁忌证者。当孕龄≥34 周时,一般多不再推荐宫缩抑制剂应用。如果没有感染证据,应当对 32 周或 34 周以下未足月胎膜早破(PPROM)患者使用宫缩抑制剂。

(1)Ca^{2+} 通道阻滞剂:①作用机制是在子宫平滑肌细胞动作电位的复极阶段,选择性地抑制钙内流,使胞质内的钙减少,从而有效地减少子宫平滑肌收缩。②常用药物是硝苯地平。③不良反应:母体一过性低血压、潮红、头晕、恶心等,胎儿无明显不良反应。④禁忌证:左心功能不全、充血性心力衰竭、血流动力学不稳定者。⑤给药剂量:尚无一致看法,通常首剂量为 20 mg,口服,90 分钟后重复一次。或 10~20 mg,口服,每 20 分钟一次,共 3 次,然后 10~20 mg,每 6 小时 1 次,维持 48 小时。

(2)β_2 受体激动剂:①通过作用于子宫平滑肌的 β_2 受体,启动细胞内的腺苷酸环化酶,使 cAMP 增加,降低肌浆蛋白轻链激酶的活性,细胞内 Ca^{2+} 浓度降低,平滑肌松弛。②主要有利托君。③母体不良反应较多,包括恶心、头痛、鼻塞、低钾、心动过速、胸痛、气短、高血糖、肺水肿,偶有心肌缺血等。胎儿及新生儿的不良反应包括心动过速、低血糖、低血钾、低血压、高胆红素,偶有脑室周围出血等。④禁忌证:明显的心脏病、心动过速、糖尿病控制不满意、甲状腺功能亢进。⑤用药剂量:利托君起始剂量为 50~100 μg/min 静脉滴注,每 10 分钟可增加剂量 50 μg/min,至宫缩停止,最大剂量不超过 350 μg/min,共 48 小时。用药过程中应观察心率及患者的主诉,必要时停止给药。

(3)硫酸镁:从 1969 年开始,硫酸镁作为宫缩抑制剂应用于临床,产前使用硫酸镁可使早产儿脑瘫严重程度及发生率有所降低,有脑神经保护作用,故建议对 32 周前在使用其他宫缩抑制剂抗早产的同时加用硫酸镁。①不良反应:恶心、潮热、头痛、视力模糊,严重者有呼吸、心跳抑制。应用硫酸镁过程中要注意呼吸>16 次/分、尿量>24 mL、膝反射存在,否则停用,镁中毒时可静脉注射钙剂解救。②给药方法与剂量:硫酸镁负荷剂量 5~6 g,加入 5% 葡萄糖溶液 100 mL 中,30 分钟滴完,此后,1~2 g/h 维持,24 小时不超过 30 g。

(4)前列腺素合成酶抑制剂:用于抑制宫缩的前列腺素合成抑制剂是吲哚米

辛(非特异性环氧化酶抑制剂)。①母体不良反应:恶心、胃酸反流、胃炎等。②胎儿不良反应:在妊娠 32 周前给药或使用时间不超过 48 小时,则不良反应很小,否则应注意羊水量、动脉导管有无狭窄或提前关闭。③禁忌证:血小板功能不良、出血性疾病、肝功能不良、胃溃疡、对阿司匹林过敏的哮喘。④给药方法:50 mg 口服,或 100 mg 阴道内或直肠给药,接着以 24 mg 每 4～6 小时给药一次,用药时间不超过 48 小时。

(5)缩宫素受体拮抗剂:阿托西班是一种选择性缩宫素受体拮抗剂,在欧洲应用较多。阿托西班对母儿的不良反应轻微。无明确禁忌证。负荷剂量 6.74 mg,静脉注射,继之 300 $\mu g/min$,维持 3 小时,接着 100 $\mu g/h$,直到 45 小时。

(6)氧化亚氮(nitricoxide,NO)供体制剂:氧化亚氮为平滑肌松弛剂,硝酸甘油为 NO 的供体,用于治疗早产。硝酸甘油的头痛症状较其他宫缩抑制剂发生率要高,但是其他不良反应较轻。其不良反应主要是低血压。

4.糖皮质激素促胎肺成熟

所有小于等于 34 周,估计 7 天内可能发生早产者应当给予一个疗程的糖皮质激素治疗:倍他米松 12 mg,肌内注射,24 小时重复一次,共 2 次;地塞米松 6 mg,肌内注射,6 小时重复一次,共 4 次。如果 7 天前曾使用过一疗程糖皮质激素未分娩,目前仍有 34 周前早产可能,重复一疗程糖皮质激素可以改善新生儿结局。不主张超过 2 个疗程以上的给药。

5.抗生素

对于胎膜完整的早产,预防性抗生素给药不能预防早产,除非分娩在即而下生殖道 GBS 阳性,应当用抗生素预防感染,否则不推荐预防性应用抗生素。

6.联合治疗

早产临产者存在宫缩和子宫颈的双重变化,既存在机械性改变又存在生物化学效应,单纯的宫缩抑制剂和单纯的子宫颈环扎都不可能有效阻断病程,此时双重阻断突显重要性。此外注意针对病因和风险因素、诱发因素实施相应治疗。

第四节 过 期 妊 娠

平时月经周期规则,妊娠达到或超过 42 周(＞294 天)尚未分娩者,称为过期妊娠。其发生率占妊娠总数的 3%～15%。过期妊娠使胎儿窘迫、胎粪吸入综合征、过熟综合征、新生儿窒息、围生儿死亡、巨大儿,以及难产等不良结局发生率增高,并随妊娠期延长而增加。

一、病因

过期妊娠可能与下列因素有关。

(一)雌、孕激素比例失调

内源性前列腺素和雌二醇分泌不足而黄体酮水平增高,导致孕激素优势。抑制前列腺素和缩宫素的作用,延迟分娩发动,导致过期妊娠。

(二)头盆不称

部分过期妊娠胎儿较大,导致头盆不称和胎位异常,使胎先露部不能紧贴子宫下段及子宫颈内口,反射性子宫收缩减少,容易发生过期妊娠。

(三)胎儿畸形

如无脑儿,由于无下丘脑,垂体-肾上腺轴发育不良或缺如,促肾上腺皮质激素产生不足,胎儿肾上腺皮质萎缩,使雌激素的前身物质 16α-羟基硫酸脱氢表雄酮不足,从而雌激素分泌减少,小而不规则的胎儿不能紧贴子宫下段及子宫颈内口诱发宫缩,导致过期妊娠。

(四)遗传因素

某家族、某个体常反复发生过期妊娠,提示过期妊娠可能与遗传因素有关。胎盘硫酸酯酶缺乏症是一种罕见的伴性隐性遗传病,可导致过期妊娠。其发生机制是因胎盘缺乏硫酸酯酶,胎儿肾上腺与肝脏产生的 16α-羟基硫酸脱氢表雄酮不能脱去硫酸根转变为雌二醇及雌三醇,从而使血雌二醇及雌三醇明显减少,降低子宫对缩宫素的敏感性,使分娩难以启动。

二、临床表现

(一)胎盘

过期妊娠的胎盘病理有两种类型:一种是胎盘功能正常,除重量略有增加外,胎盘外观和镜检均与妊娠足月胎盘相似。另一种是胎盘功能减退,肉眼观察胎盘母体面呈片状或多灶性梗死及钙化,胎儿面及胎膜常被胎粪污染,呈黄绿色。

(二)羊水

正常妊娠 38 周后,羊水量随妊娠推延逐渐减少,妊娠 42 周后羊水减少迅速,约 30% 减至 300 mL 以下。羊水粪染率明显增高,是足月妊娠的 2～3 倍,若同时伴有羊水过少,羊水粪染率达 71%。

（三）胎儿

过期妊娠胎儿生长模式与胎盘功能有关,可分以下 3 种。

1.正常生长及巨大儿

胎盘功能正常者,能维持胎儿继续生长,约 25% 成为巨大儿,其中 1.4% 胎儿出生体重＞4 500 g。

2.胎儿成熟障碍

10%～20% 过期妊娠并发胎儿成熟障碍。胎盘功能减退与胎盘血流灌注不足、胎儿缺氧及营养缺乏等有关。由于胎盘合成、代谢、运输及交换等功能障碍,胎儿不易再继续生长发育。临床分为 3 期:第Ⅰ期为过度成熟期,表现为胎脂消失、皮下脂肪减少、皮肤干燥松弛多皱褶,头发浓密,指（趾）甲长,身体瘦长,容貌似"小老人"。第Ⅱ期为胎儿缺氧期,肛门括约肌松弛,有胎粪排出,羊水及胎儿皮肤黄染,羊膜和脐带绿染,同胎儿患病率及围生儿病死率最高。第Ⅲ期为胎儿全身因粪染历时较长广泛黄染,指（趾）甲和皮肤呈黄色,脐带和胎膜呈黄绿色,此期胎儿已经历和渡过第Ⅱ期危险阶段,其预后反较第Ⅱ期好。

3.胎儿生长受限

小样儿可与过期妊娠共存,后者更增加胎儿的危险性,约 1/3 过期妊娠死产儿为生长受限小样儿。

三、处理原则

应根据胎盘功能、胎儿大小、子宫颈成熟度综合分析,以确诊过期妊娠,并选择恰当的分娩方式终止妊娠,在产程中密切观察羊水情况、胎心监护,出现胎儿窘迫征象,行剖宫产尽快结束分娩。

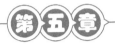

妊娠合并症

第一节　妊娠合并支气管哮喘

支气管哮喘(简称哮喘)在全世界范围内是最常见的慢性病之一,也是妊娠妇女常见并发的慢性病。妊娠合并哮喘,可以是在青少年时期患有哮喘,青春期后已缓解的基础上合并妊娠;或妊娠前已是未缓解的哮喘者,在妊娠后哮喘加重;或妊娠后才出现哮喘者。以上3种情况都可以认为是妊娠期哮喘。

一、病因及发病机制

(一)病因

哮喘的病因复杂,患者个体化变应性体质及环境因素的影响是发病的危险因素。目前认为哮喘是一种多基因遗传病,其遗传度在70％～80％。哮喘同时受遗传因素和环境因素的双重影响。

环境因素包括特异性变应原或食物、感染直接损害呼吸道上皮致呼吸道反应性增高。某些药物如阿司匹林类药物等、大气污染、烟尘运动、冷空气刺激、精神刺激及社会、家庭心理、妊娠等因素均可诱发哮喘。

(二)发病机制

哮喘的发病机制不完全清楚。变态反应、气道慢性炎症、气道反应性增高及神经等因素及其相互作用被认为与哮喘的发病关系密切。

妊娠合并哮喘的病理特征为支气管平滑肌收缩、分泌黏液和小支气管黏膜水肿。引起以上变化的物质包括组胺变态反应的缓慢作用物质嗜酸性粒细胞趋化因子和血小板激活因子等,这些物质可能是对致敏原、病毒感染或紧张运动的反应而产生的。它们引起炎症反应并使呼吸困难,同时导致支气管肌肉肥大而加重呼吸道阻塞。因此,治疗支气管哮喘在扩张支气管的同时,十分强调减轻炎症反应。

血浆中肾上腺皮质激素浓度增高,组胺酶活性增强,使免疫机制受到抑制,并可减轻炎症反应。孕激素增多使支气管张力减小,气道阻力减轻血浆环磷腺苷(cAMP)浓度增高亦可抑制免疫反应并使支气管平滑肌松弛。孕晚期前列腺素 E(PGE)浓度升高亦有舒张支气管平滑肌的作用。以上皆有利于减少和缓解哮喘发作。相反,胎儿抗原的过度增加,以及子宫增大的机械作用等皆为引发哮喘的不利因素。

二、临床表现

(一)症状

为发作性伴有哮喘音的呼气性呼吸困难或发作性胸闷和咳嗽。严重者被迫采取坐位或呈端坐呼吸,干咳或咳大量白色泡沫痰,甚至出现发绀等,有时咳嗽可为唯一的症状(咳嗽变异型哮喘)。哮喘症状可在数分钟内发作,经数小时至数天,用支气管舒张药物或自行缓解。某些患者在缓解数小时后可再次发作。在夜间及凌晨发作和加重常是哮喘的特征之一。

妊娠时,由于子宫和胎盘血流增加,耗氧量增加,雌激素分泌增多等因素均可引起组织黏膜充血,水肿,毛细血管充血,黏液腺肥厚。30%的孕妇有鼻炎样症状,还可表现鼻腔阻塞、鼻出血、发音改变等症状。

(二)体征

发作时胸部呈过度通气状态,有广泛的哮鸣音,呼气音延长。但在轻度哮喘或非常严重哮喘发作,哮鸣音可不出现,后者称为寂静胸。严重哮喘患者可出现心率增快、奇脉、胸腹反常运动和发绀。非发作期体检可无异常。

三、诊断

诊断标准如下。

(1)反复发作的喘息、气急、胸闷或咳嗽,多与接触变应原、冷空气、物理、化学性刺激、病毒性上呼吸道感染、运动等有关。

(2)发作时双肺可闻及散在或弥散性、以呼气期为主的哮鸣音,呼气相延长。

(3)上述症状经治疗可以缓解或自行缓解。

(4)除外其他疾病所引起的喘息、气急、胸闷和咳嗽。

(5)对症状不典型者(如无明显喘息或体征),至少应有下列 3 项中的 1 项:

①支气管激发试验(或运动试验)阳性。②支气管舒张试验阳性。③昼夜 PEF 变异率≥20％。

四、鉴别诊断

妊娠期支气管哮喘急性发作应与心源性哮喘相鉴别。心源性哮喘常见于左心衰竭,发作时的症状与哮喘相似,但心源性哮喘多有高血压、冠状动脉粥样硬化性心脏病、风湿性心脏病和二尖瓣狭窄等病史和体征。多于夜间突然发生呼吸困难、端坐呼吸、咳嗽、咳泡沫痰、发绀等,两肺底或满肺可闻湿啰音和哮喘音。心脏扩大,心率快,心尖可闻奔马律。根据相应病史诱发因素、痰的性质,查体所见和对解痉药的反应等不难鉴别。

五、预后

哮喘无论是对孕妇还是胎儿都会造成严重的医学问题。据报道,哮喘影响 3.7％～8.4％的妊娠妇女。近期多项研究提示,哮喘使妊娠妇女的胎儿围生期死亡率、先兆子痫、早产和婴儿低出生体重的危险升高。哮喘加重与危险升高相关,而哮喘控制良好与危险下降相关。美国儿童健康和人类发展研究所最近的研究发现,大约 30％的轻度哮喘妇女在妊娠期间哮喘加重,另一方面,23％中或重度哮喘妇女妊娠期间哮喘有所改善。

轻症哮喘发作对母儿影响不大。急性重症哮喘可并发呼吸衰竭、进行性低氧血症、呼吸性酸中毒、肺不张、气胸纵隔气肿奇脉、心力衰竭及药物过敏、妊高征发病率高从而使孕产妇病死率增高。对胎儿的影响则主要为低血氧及因子宫血流减少使胎儿体重低下,严重者胎死宫内缺氧诱发子宫收缩,故早产率高。此外,用药可引起胎儿畸形,故围生儿死亡率和发病率皆高。

六、治疗

(一)妊娠期间哮喘药物治疗的一般原则

哮喘妊娠妇女治疗的目的是提供最佳治疗控制哮喘,维护妊娠妇女健康及正常胎儿发育。对于哮喘妊娠妇女而言,使用药物控制哮喘比有哮喘症状和哮喘加重更安全。为了维持正常肺功能,从而维持正常的血氧饱和度以确保胎儿氧供,可能需要进行监测,以及对治疗进行适当调整。哮喘控制不良对胎儿的危险比哮喘药物大。产科保健人员应该参与妊娠妇女的哮喘治疗,包括在产前检查时监测哮喘状态。

(二)哮喘的治疗

1.评估和监测哮喘

包括客观地测定肺功能:由于大约 2/3 的妊娠妇女的哮喘病程发生改变,所以建议每月评估哮喘病史和肺功能。第一次评估时建议采用肺量测定法。对于门诊患者的常规随访监测,首选肺量测定法,但一般也可以使用峰速仪测定呼气峰流速(PEF)。应该教导患者注意胎儿活动。对于哮喘控制不理想和中、重度哮喘患者,可以考虑在 32 周时开始连续超声监测。重症哮喘发作恢复后进行超声检查也是有帮助的。

2.控制使哮喘加重的因素

识别和控制或避免变应原和刺激物,尤其是吸烟等使哮喘加重的因素,可以改善妊娠妇女的健康,减少所需药物。

3.患者教育

教育患者有关哮喘的知识和治疗哮喘的技能,如自我监测、正确使用吸入器、有哮喘加重征象时及时处理等。

4.药物的阶梯治疗方法

为了达到和维持哮喘控制,根据患者哮喘的严重性,按需增加用药剂量和用药次数;情况允许时,逐渐减少用药剂量和用药次数。

(1)第一级:轻度间歇性哮喘。

对于间歇性哮喘患者,建议使用短效支气管扩张药,尤其是吸入短效 β_2 受体激动剂以控制症状。沙丁胺醇是首选的短效吸入 β_2 受体激动剂,因为它非常安全。目前尚没有证据表明使用短效吸入 β_2 受体激动剂能造成胎儿损伤,也没有证据表明在哺乳期间禁忌使用这种药物。

(2)第二级:轻度持续性哮喘。

首选的长期控制药物是每天吸入小剂量糖皮质激素。大量数据表明,这种药物对哮喘妊娠妇女既有效又安全,围生期不良转归的危险没有增加。布地奈德是首选的吸入糖皮质激素,因为现有的有关布地奈德用于妊娠妇女的数据比其他吸入糖皮质激素多。应该注意到目前尚没有数据表明其他吸入糖皮质激素制剂在妊娠期间安全。因此,对于除布地奈德之外的其他吸入糖皮质激素,如果患者在妊娠之前用这些药物能很好控制哮喘,可以继续使用。

(3)第三级:中度持续性哮喘。

有两种治疗选择:小剂量吸入糖皮质激素加长效吸入 β_2 受体激动剂或将吸入糖皮质激素的剂量增加到中等剂量。长效 β_2 受体激动剂与糖皮质激素联合应用可以显著减少糖皮质激素用量,并有效地控制哮喘症状。目前对孕妇和哺乳期妇女,缺乏使用该药的安全数据,只有在充分权衡利弊的情况下才可使用。

（4）第四级：重度持续性哮喘。

如果患者使用第三级药物后仍需要增加药物,那么吸入糖皮质激素的剂量应该增加到大剂量,首选布地奈德。如果增加吸入糖皮质激素的剂量仍不足以控制哮喘症状,那么应该加用全身糖皮质激素。尽管有关妊娠期间口服糖皮质激素的一些危险目前尚没有明确的数据,但重症未得到良好控制的哮喘对母亲和胎儿具有明确的危险。

（三）哮喘持续状态

哮喘持续状态指的是常规治疗无效的严重哮喘发作,持续时间一般在12小时以上。哮喘持续状态并不是一个独立的哮喘类型,而是它的病生理改变较严重,如果对其严重性估计不足或治疗措施不适当常有死亡的危险。

哮喘持续状态的主要表现是呼吸急促,多数患者只能单音吐字,心动过速、肺过度充气、哮鸣,辅助呼吸肌收缩、奇脉和出汗,诊断哮喘持续状态需排除心源性哮喘、COPD、上呼吸道梗阻或异物及肺栓塞,测定气道阻塞程度最客观的指标是 PEFR 和（或）FEV1。

1.哮喘持续状态的处理

由于严重缺氧,可引起早产、胎死宫内,必须紧急处理。予半卧位,吸氧,在应用支气管扩张药的同时,及时足量从静脉快速给予糖皮质激素,常用琥珀酸氢化可的松,每天 $200\sim400$ mg 稀释后静脉注射或甲泼尼龙每天 $100\sim300$ mg,也可用地塞米松 $5\sim10$ mg 静脉注射,每 6 小时可重复一次。待病情控制和缓解后再逐渐减量。必要时行机械通气治疗。哮喘患者行机械通气的绝对适应证为：心跳、呼吸骤停,呼吸浅表伴神志不清或昏迷。一般适应证为具有前述临床表现,特别是 $PaCO_2$ 进行性升高伴酸中毒者。

2.对症治疗

患有支气管哮喘的孕妇,常表现精神紧张、烦躁不安,可适当给予抑制大脑皮质功能的药物,如苯巴比妥、地西泮等,但应避免使用对呼吸有抑制功能的镇静剂和麻醉药如吗啡、哌替啶等,以防加重呼吸衰竭和对胎儿产生不利影响。注意纠正水、电解质紊乱和酸中毒,控制感染,选用有效且对胎儿无不良影响的广谱抗生素。保持呼吸道通畅,必要时可用导管机械性吸痰,禁用麻醉性止咳剂。碘化钾可影响胎儿甲状腺功能,故不宜使用。

3.产科处理

一般认为,支气管哮喘并非终止妊娠的指征,但对长期反复发作伴有心肺功能不全的孕妇或哮喘持续状态经各种治疗不见好转者,应考虑行人工流产或引产。临产后尽量保持安静,维持胎儿足够的供氧,尽量缩短第二产程,可适当给予支气管扩张药与抗生素。剖宫产者,手术麻醉方法以局麻或硬膜外麻醉较为安全,应避免使用乙醚或氟烷等吸入性全麻药。

七、预防

(一)预防哮喘的发生——一级预防

大多数患者(尤其是儿童)的哮喘属变应性哮喘。胎儿的免疫反应是以 Th_2 为优势的反应,在妊娠后期,某些因素如母体过多接触变应原,病毒感染等均可加强 Th_2 细胞反应,加重 Th_1/Th_2 细胞的失衡,若母亲为变应性体质者则更加明显,因而应尽可能避免。妊娠 3 个月后可进行免疫治疗,用流感疫苗治疗慢性哮喘有较好疗效。此外,已有充分证据支持母亲吸烟可增加出生后婴幼儿出现喘鸣及哮喘的概率,而出生后进行 4～6 个喂的母乳喂养,可使婴儿变应性疾病的发生率降低,妊娠期母亲应避免吸烟,这些均是预防哮喘发生的重要环节,有关母体饮食对胎儿的影响,则仍需更多的观察。

(二)避免变应原及激发因素——二级预防

避免接触已知变应原和可能促进哮喘发作的因素,如粉尘、香料、烟丝、冷空气等。阿司匹林、食物防腐剂、亚硫酸氢盐可诱发哮喘,应避免接触。反流食管炎可诱发支气管痉挛,因此睡眠前给予适当的抗酸药物以减轻胃酸反流,同时可抬高床头。减少咖啡因的摄入。避免劳累和精神紧张,预防呼吸道感染。防治变应性鼻炎。

(三)早期诊治、控制症状,防止病情发展——三级预防

早期诊断,及早治疗。做好哮喘患者的教育管理工作。

第二节　妊娠合并心律失常

妇女怀孕以后,随着胎儿的发育,心血管系统可发生相应的变化。在妊娠中

晚期心功能不同程度受到影响,如活动后出现心悸、气短、心率增快,容易疲倦甚至发生昏厥等症状。一些妊娠妇女心电图可能出现各种期前收缩、心动过速,严重者或原有心脏病者可出现心房颤动、心房扑动甚至心室颤动等心律失常。

由于绝大多数生育年龄的妇女并不存在心血管系统的疾病,故这些心律失常多数是短暂的变化,且程度较轻,对整个妊娠和分娩过程不构成危害,多不需要特殊治疗。妊娠本身可以诱发并加重心律失常,有较严重的心血管系统疾病的妇女不宜妊娠,所以在临床上真正较严重的心律失常并不多见。

一、房性期前收缩

(一)临床表现

房性期前收缩是一种常见现象,可没有不适感觉,部分患者可感到心悸,在疲劳、精神紧张或是在饮酒、吸烟、喝浓茶及咖啡时症状明显。

(二)治疗

对于没有症状,没有器质性心脏病的患者,多不需要药物治疗,通过病情解释消除患者的紧张情绪,保持良好的生活方式,不要饮酒/吸烟,不饮用含有咖啡因的饮料,预防和减少房性期前收缩的发生。有明显症状或是有器质性心脏病的患者需要药物治疗。

(三)注意事项

(1)在分娩以前要对患者进行详细检查,仔细追问病史,了解患者是否有器质性心脏病。

(2)对于无症状,无器质性心脏病的患者,多不需要药物治疗;而有症状,有器质性心脏病的患者,应于分娩前行药物治疗,控制病情。分娩后应注意患者的心率变化,尽量减少可能诱发期前收缩的诱因。

二、阵发性室上性心动过速

阵发性室上性心动过速(PSVT)简称室上速。

(一)临床表现

阵发性室上性心动过速可表现突然发作的心悸、焦虑、气短、乏力,多在情绪激动、疲劳、剧烈运动时出现,症状严重者可出现明显的心肌缺血症状,如心绞痛、昏厥、气短等症状。

(二)治疗

对有些患者来讲,镇静和休息就可以帮助恢复正常节律,但是多数患者需要通过减慢房室传导来达到目的。

1.非药物疗法

通过各种方式刺激兴奋迷走神经,如屏气、压迫眼球、按压颈动脉窦,刺激咽喉部诱发恶心呕吐等方法。通过此类方法可以使 75% 的阵发性室上性心动过速患者恢复正常心律或是心室率明显下降。

2.药物疗法

(1)维拉帕米:5～10 mg 稀释于 20 mL 5% 葡萄糖溶液中缓慢静脉注射,在 2～5 分钟内静脉注射,约 90% 的患者可恢复正常心律,之后口服维拉帕米 40～80 mg,每天 3 次维持。

(2)普罗帕酮:70 mg,在 5 分钟静脉注射,如果无效 20 分钟后可重复使用。一日内应用总量不可超过 350 mg。心律恢复正常以后,可口服 100～150 mg,每天 3 次维持。

(3)反复发作的患者可应用洋地黄类药物和普萘洛尔,具体用法如下。①地高辛:0.5～1.0 mg 稀释于 20 mL 5% 葡萄糖溶液中静脉注射,在 15 分钟内静脉注射,以后每 2～4 小时静脉注射 0.25 mg,24 小时总量不超过 1.5 mg。②普萘洛尔:可先试用 0.5 mg 静脉注射,然后 1 mg/3 min 静脉注射,总剂量不超过 3.0 mg。

3.直流电复律

在心功能较差、血流动力发生较严重改变时可使用直流电恢复心律,10～50 J 的能量就可以使心律恢复正常。孕期使用直流电复律是安全的,不对母儿构成威胁。

(三)注意事项

在孕期,阵发性室上性心动过速的发生率要高于非孕期,它一般不增加围生儿病死率。但是如果患者有器质性心脏病,且心动过速持续时间较长,程度较严重而引起心力衰竭时,就会造成胎儿宫内缺血缺氧。所以在孕期应及时发现并治疗阵发性室上心动过速,对于反复发作,特别是有器质性心脏病的患者,在控制症状以后还应该口服药物,以防止阵发性室上心动过速的再次发生。

三、心房颤动

(一)临床表现

心房颤动的主要临床症状是心悸和焦虑。由于心房不能起到有效的收缩作用,使得心室得不到有效的充盈。对于妊娠期妇女来讲,如果不伴有器质性心脏病,发生心房颤动时多数能较好地耐受可能发生的症状。如果伴有器质性心脏病,临床症状就较为严重,心室得不到充盈造成心肌缺血,心排血量减少就会诱发肺水肿、心绞痛、心力衰竭、昏厥。

心房颤动的患者心率一般在 350～600 次/分,心室率快慢不一,在 100～180 次/分。在妊娠期妇女,心房颤动并不多见,主要发生于一些有器质性心脏病的患者。如风湿性心脏病,特别是有二尖瓣病变者,高血压性心脏病、冠心病。在其他一些疾病中心房颤动有时也会发生,如肺栓塞、心肌病、心包炎、先天性心脏病和较严重的甲状腺功能亢进。

(二)治疗

心房颤动的治疗目的在于降低心室率和恢复心房的正常收缩功能,对于血流动力学失代偿程度不同的患者,处理方式亦不一样。如果患者心功能很差,应首先考虑使用直流电复律。如果患者的心功能尚可,可使用药物治疗。治疗方案的选择主要取决于患者血流动力学失代偿的程度,心室率和心房颤动的持续时间。

(1)急性心房颤动,心功能严重失代偿应首先考虑选用直流电复律,能量为 50～100 J,约 91% 的患者经治疗后病情好转,恢复正常的窦性心律。如心房颤动伴有洋地黄中毒,则不宜用电复律,因为容易引起难以恢复的室性心动过速或心室颤动而导致患者死亡。

(2)慢性心房颤动的治疗主要是以控制心室率为主,首选的药物是洋地黄类药物,如地高辛 0.125～0.25 mg/d。一般单用洋地黄类药物即可,如果治疗效果不满意,可加用 β-受体阻滞药(普萘洛尔)或 Ca^{2+} 通道阻滞药(维拉帕米),心室率一般控制在休息时为 60～80 次/分,轻度适度运动时不超过 110 次/分为宜。在治疗慢性心房颤动时还应注意识别和纠正其他一些影响心室率的病变因素,否则就会容易造成药物中毒或导致错误的治疗。

(3)抗凝治疗由于电复律时和随后的两周有发生血栓的可能性,所以对于一些可能发生血栓的高危患者,如二尖瓣狭窄、肥厚性心肌病、左心房内有明显的血栓附壁、既往有体循环栓塞史、严重心力衰竭及人工心脏瓣膜置换术后等,应于心脏电复律之前行抗凝治疗。对于妊娠期妇女来讲,最适宜的抗凝剂是肝素,可以静脉滴注或小剂量皮下注射,使凝血酶原时间维持在正常的 1～5 倍。

(4)预防复发心房颤动复律以后维持窦性心律比较困难,只有 30%～50% 的心房颤动患者在 1 年以后仍能保持窦性心律。窦性心律的维持与左心房的直径和心房颤动持续时间的长短有关。维持窦律的首选药物为奎尼丁,0.2～0.3 g

每天 4 次口服,还可选用普鲁卡因胺或丙吡胺。

(三)注意事项

(1)积极治疗,恢复窦性心律。

(2)除非十分必要,在即将分娩前和分娩后用抗凝治疗。一般在分娩前一天停用肝素,改用作用较温和的阿司匹林。

(3)孕期抗凝治疗应首选肝素,因肝素不能通过胎盘,不会对胎儿造成危害。孕期应避免使用双香豆素,因其可以通过胎盘,对胎儿有致畸作用。

(4)由于奎尼丁能通过胎盘,长期或大量使用能引起宫缩造成流产或早产,所以孕期使用应较谨慎。

四、心房扑动

(一)临床表现

心房扑动(简称房扑)的主要表现是心悸和焦虑、气短及低血压等一系列症状,病情严重时还会出现脑缺血与心肌缺血症状。生育年龄的妇女一般很少发生房扑。

阵发性房扑的患者多数没有器质性心脏病,持续性房扑多发生于器质性心脏病的患者,特别是有左心房或右心房扩大的患者,心包炎、低氧血症、心肌缺血、贫血、肺栓塞、严重的甲状腺功能亢进患者或酗酒者均容易发生房扑。发生房扑时由于心室率较快,使得左心室舒张期快速、充盈期缩短,导致心室搏出量减少。心房扑动患者的心房率一般在 250～350 次/分,通常伴发 2:1 的房室传导,心室率为心房率的一半,一般为 150 次/分。

(二)治疗

(1)房扑的首选治疗方法为直流电复律,一般来讲<50 J 的能量即可以成功转复心律,心律转为窦性心律或心室率较慢的房扑。如果第一次电击复律不成功或是心律转为房颤,可用较大的能量进行第二次电击复律。

(2)在房扑伴极快速的心室率时,应以控制心室率为主要治疗目的,可应用维拉帕米 5～10 mg 稀释于 20 mL 5% 葡萄糖溶液中,在 2 分钟内静脉推注,如果无效可以于 20 分钟后重复应用一次。用药以后心室率可以明显减慢,有时可以使房扑转为窦性心律。除了维拉帕米,还可以应用洋地黄类药物或普萘洛尔控制心室率。在心室率得到控制以后,可服奎尼丁 300 mg,每天 3 次以复转心律,其作用是恢复房室 1:1 的传导。

预防用药可以使用维拉帕米、洋地黄类药物、普萘洛尔、奎尼丁或普鲁卡因酰胺。

(三)注意事项

及时发现并治疗房扑,防止脑缺血及心肌缺血的发生,以避免发生胎儿宫内缺血缺氧。

ESC 2004 会议关于心房颤动/心房扑动控制节律的建议。

(1)年轻患者、体力活动多的患者。

(2)患者要求有一个好的生活质量。

(3)有症状的 AF 患者,快速 AF 者。

(4)无病因可查者(特发性)。

(5)复律无栓塞危险者。

(6)有栓塞高危因素者(AF 后易发生脑卒中)。

(7)能接受抗心律失常药治疗及随访。

(8)AF 诱导心肌病者。

(9)所有第一次发作 AF 患者,应该给一次复律机会(排除禁忌因素)。

五、室性期前收缩

(一)临床表现

室性期前收缩是最常见的心律失常之一,可以发生在完全健康的个体或是有器质性心脏病的患者,在孕期其发生率有所增加。一般根据 Lown 的分级把频发的、多形的或多源性的、连发的和"R-on-T"的室早称为"复杂性室早"。如果没有器质性心脏病,室性期前收缩本身并没有大的临床意义,但是如果同时存在器质性心脏病,就会有发生室性心动过速、心室颤动和猝死的危险。

发生室性期前收缩时,患者可以没有症状,也可以有心悸的表现。由于室性期前收缩的发生可造成心房血液反流至颈静脉,不规则地产生大炮波。

(二)治疗

室性期前收缩可以由吸烟、饮酒、喝咖啡、茶或是过度劳累、焦虑所引起,在药物治疗以前应首先去除这些影响因素,然后根据患者情况确定是否用药。

治疗的目的是去除复杂性室性期前收缩,防止室性心动过速,心室颤动和猝死的发生。

(1)在孕期,无症状、无器质性心脏病的妇女一般不需要药物治疗,消除顾虑,以及温和的镇静剂在多数情况下已经足够。

(2)如果期前收缩频发,伴有器质性心脏病,应及时进行药物治疗,以免发生更严重的心律失常,造成孕妇死亡。可单用或联合应用奎尼丁、普萘洛尔和普鲁卡因酰胺治疗。①奎尼丁:0.25～0.6 g,每天 4 次口服。②普萘洛尔:30～100 mg,每天 3 次口服。③普鲁卡因酰胺:250～500 mg,每天 4 次口服。

(三)注意事项

(1)孕期一旦发现室性期前收缩,应明确诊断,了解患者是否有器质性心脏病,做动态心电图,评价患者室性期前收缩的类型和频度,并根据情况予以治疗。

(2)如无产科指征,一般可选择阴道分娩,对于复杂性室性期前收缩,除了予以常规药物治疗以外,分娩过程中应予以心电监护,随时了解患者病情的变化,必要时可行剖宫产术。

六、室性心动过速

(一)临床表现

发生室性心动过速时,由于心率过快,心室充盈减少,心排血量下降。患者可出现气短,心绞痛、低血压、少尿和昏厥。心脏听诊时出现第一心音和第二心音有宽的分裂,颈静脉有大炮波出现。

室性心动过速是一种严重的心律失常,大多发生在器质性心脏病变时,主要是缺血性心脏病和扩张性心肌病,其次是高血压性心脏病和风湿性心脏病,诱发室性心动过速的主要原因是心肌缺血、心力衰竭、电解质紊乱、洋地黄中毒等。发生室性心动过速以后,如不及时治疗,可发生心室颤动并导致死亡。

室性心动过速的平均室率为 150～200 次/分。由于其速率和室上性心动过速相似,故单凭速率难以进行鉴别诊断。由于室性心动过速多发生于有较严重的器质性心脏病的孕妇,故在孕期少见,即使是无器质性心脏病的孕妇,一旦发生室性心动过速,如不能及时治疗也会导致死亡。

(二)治疗

(1)如病情危急,可先静脉注射利多卡因 50～100 mg,然后行直流电复律,能量一般为 25～50 J。多数患者可以恢复窦性心律。

(2)如患者一般情况尚可,可用以下药物治疗。①利多卡因:50～100 mg 静脉注射,起始剂量为 1～1.4 mg/kg,然后以 1～4 mg/min 持续静脉滴注维持,如不能终止心律失常,可于 10 分钟后再给负荷量一半静脉注射。②普鲁卡因酰胺：100 mg，每 5 分钟肌内注射一次，直到心律失常控制或发生了严重不良反应或总量达 500 mg。③奎尼丁：0.2～0.4 g，每天 4 次口服。

（3）预防复发：直流电复律以后应静脉滴注利多卡因 1～4 mg/min，无效时加用奎尼丁 0.2～0.6 g，每天 4 次口服或是普鲁卡因胺 250～500 mg，每 4 小时口服 1 次。应注意避免长期应用利多卡因或是奎尼丁，以防止严重不良反应的出现。

（三）注意事项

（1）经治疗以后如果恢复窦性心律，在子宫颈条件良好的前提下，可经阴道分娩，分娩过程中应加强心电监护，以防止复发。

（2）如心律失常较严重，应首先控制心律失常，然后再考虑分娩方式。经正规治疗以后仍不能完全恢复窦性心律，子宫颈条件较差的患者，可在心电监护下行剖宫产结束妊娠，避免阴道分娩时过度劳累而诱发室颤，导致患者死亡。

（3）如果心律失常较严重，且有指征需要即刻结束妊娠时，可先静脉注射利多卡因 50～100 mg。随后以 1～2 mg/min 的速度静脉滴注，待病情稳定以后即刻行剖宫产手术。

七、心室颤动

（一）临床表现

心室颤动是最可怕的心律失常，患者出现一系列的急性心脑缺血症状，如 3～5 分钟内得不到及时治疗，心脑的灌注基本停顿，就会造成猝死。来自多个折返区的不协调的心室冲动，经过大小、方向各异的途径，经心室迅速传播。其结果是心脏正常的顺序收缩消失，发生心室颤动。由于没有有效的心脏排血，心室内无压力的上升，结果心脏处于与停顿相同的状态，周围组织得不到血液灌注。

（二）治疗

（1）一旦发生心室颤动，首选电除颤，常用的能量为 200～400 J。

（2）药物可应用利多卡因 2 mg/kg 体重，静脉注射；或是溴苄铵 5 mg/kg 体重，静脉注射。

（三）注意事项

由于一旦发生心室颤动，患者的死亡率很高。即使是抢救成功者，亦常伴有轻度的心力衰竭和肺部并发症，所以患者经治疗以后除了一般情况很好，且子宫颈条件好时可以阴道试产以外，多数患者需行剖宫产结束妊娠。心律失常是极危急重症，在诊断治疗方面必须有内科，特别是心血管内科参与，所用抗心律失常药物必须小心谨慎,控制剂量,严密观察,避免不良反应产生。

第三节 妊娠合并高血压

妊娠期高血压疾病包括妊娠高血压、子痫前期、子痫、慢性高血压并发子痫前期及慢性高血压合并妊娠。过去我国称妊娠高血压综合征(妊高征)是妊娠期特有的疾病。其主要特点是生育年龄妇女在妊娠期 20 周以后出现高血压、蛋白尿等症状,在分娩后随之消失。该病是孕产妇和围生儿患病及死亡的主要原因,严重影响母婴健康,与出血、感染、心脏病一起构成了致命的四大妊娠合并症,成为孕产妇死亡的主要原因之一。据估计,全世界每年因子痫而死亡的妇女大约有 5 万。这种死亡在发达国家并不多见,可能与普通的良好的产前检查和治疗有关。在我国,特别是边远地区,妊高征的发病率与病死率较高。1984 年及 1988 年我国先后对妊高征流行病学进行了调查,前瞻性调查 370 万人,实际调查孕产妇 67 813 人次,妊高征平均发生率为 9.4%,其中子痫的发生率占孕产妇的 0.2%,占妊高征的 1.9%。国外报道先兆子痫、子痫发病率 7%~12%。美国在 1979－1986 年和英国在 1992 年两个国家样本研究表明,子痫发生率大约在1/2 000,比过去 20 年大幅度减少。

一、病因学

妊娠期高血压疾病的发病原因非常复杂,虽然各方学者 100 多年的研究迄今尚未阐明。近年来,集中于滋养细胞浅着床,胎盘缺血缺氧及具有生物活性的内皮细胞功能障碍的研究,即损伤、功能障碍,导致血管舒缩物质失衡,增加血管对舒缩物质的敏感性,但导致血管内皮损伤的机制有待进一步研究。最近,有研究认为胎盘免疫复合物的超负荷所致的血管免疫炎症是先兆子痫发病的主要原因之一。以下介绍目前认为与发病可能有关的几种因素与病因学说。

(一)子宫胎盘缺血学说

胎盘滋养细胞侵入蜕膜的功能减退是引起子痫前期的关键因素,也是导致胎盘缺血/缺氧的主要原因之一。近年来的研究多集中于母体接触的滋养细胞,在妊娠 12 周滋养细胞穿破蜕膜与子宫肌层连接部,妊娠 18 周可进入子宫肌层动脉。由于滋养层细胞入侵,螺旋动脉远端的结构与功能发生改变,重新塑形的螺旋动脉失去血管平滑肌及弹性结构,变成充分扩张、曲折迂回的管型,管壁内许多弥散的细胞滋养细胞代替了血管内皮细胞。覆盖在螺旋动脉中的滋养层细胞对血管紧张素的敏感性降低,使螺旋动脉扩张,子宫胎盘血流量增加。先兆子痫滋养层细胞在血管内移行受抑制,仅在螺旋动脉蜕膜顶部可见少量滋养层细胞,子宫肌层的螺旋动脉维持其平滑肌层及弹性结构。分娩时做胎盘病理,找不到通常所见的浸润的滋养层细胞。

重度先兆子痫时见:①胎盘滋养叶细胞于孕中晚期仍存在大量抗原性较强的未成熟滋养层细胞,滋养叶抗原超负载。②滋养层细胞 HLA-G 抗原表达明显减弱,可使母体保护免疫反应减弱,从而可导致孕早期滋养细胞受到免疫损伤,以致浸润能力受限,导致子宫螺旋小动脉发育受阻于黏膜段,即所谓胎盘浅着床,造成胎盘缺血,并且螺旋小动脉管壁出现急性粥样硬化病变。③先兆子痫时胎盘灌注减少导致产妇血管内皮细胞广泛功能障碍,滋养细胞浸润不足,从而导致子宫螺旋动脉不完全重构,进一步引起胎盘缺血、缺氧。子宫胎盘缺血被认为是妊娠期高血压疾病的首要原因。胎盘灌注不良和缺氧时合成和释放大量因子,其中有抗血管生成因子(sFlt-1)和 endoglin(sEng),缺血性胎盘可能提高这些因子的结合力,使孕妇肾脏血管内皮细胞和其他器官引起广泛的激活和(或)功能障碍,最终导致高血压。

(二)胎盘免疫理论学说

子痫前期免疫适应不良可能导致滋养细胞浸润螺旋动脉受到干扰;入侵不足和滋养细胞抑制血管扩张,降低产妇绒毛间血液供应空间,从而减少灌注或造成缺氧。近年研究认为子痫发病的胎盘免疫学有关因素有以下几方面。

(1)精浆-囊泡源性转化生长因子。它可以抑制Ⅰ型免疫反应的产生,被认为与胎盘胎儿发育不良有关。由于母胎免疫适应不良,可使胎盘浅表,随后增加滋养细胞脱落,可能触发一个系统的炎症反应。抗原刺激导致大量辅助 Th$_1$ 细胞活化、内皮细胞活化和炎症缺血再灌注或母亲不适当地对存在的滋养层过度炎症反应。

(2)多态性的 HLA-G 在滋养叶细胞介导的细胞毒方面也起着重要的作用。

(3)自然杀伤细胞产生细胞因子。它们是与血管生成和结构有关的因子,包括血管内皮生长因子、胎盘生长因子和血管生成素Ⅱ与胎盘缺血有关。可见,精浆-囊泡原性免疫因素、HLA-G 活性、自然杀伤细胞的活性等与胎盘血管的重铸有着重要的关系,免疫机制控制着滋养层细胞的浸润,在子痫前期发病中起着重要的作用。

胎盘免疫复合物超负荷所致的炎症反应是先兆子痫发病的重要原因,先兆子痫的流行病学显示胎盘是免疫的源头,随着正常妊娠的进展,滋养细胞凋亡显著增加,释放合胞体滋养层碎片,其中包括合胞体滋养层微小碎片,游离胎儿DNA,细胞角质蛋白片段,这些细胞碎片导致循环免疫复合物形成,发起一连串的炎症反应。正常妊娠体内可以平衡免疫复合物的产生与清除。如果滋养细胞碎片过多,超过了产妇清除能力,体内发生氧化应激过程导致炎症进程。产妇体内氧化应激不断刺激胎盘细胞进一步凋亡、坏死。理论上,胎盘细胞某些过程,如滋养细胞脱落,排出,免疫复合物产生,炎症反应,氧化应激等均加重胎盘细胞凋亡。免疫复合物易沉积在血管壁,吸附在白细胞 Fc 受体,导致白细胞激活和组织损伤,许多数据表明先兆子痫发生血管炎症反应。在先兆子痫患者的肝脏、肾脏、子宫脱膜、皮肤组织的活检中证明有免疫复合物存在和补体沉积。动脉血管活检显示内皮细胞纤维素样坏死,急性动脉粥样硬化,这类似于器官免疫排斥改变。因此,认为先兆子痫病理生理基础是循环免疫复合物超负荷的形成,介导血管损伤和炎症过程。

(三)血管生成因子

现在认为子痫前期发病中胎盘血管改变是一个重要因素,最近研究可溶性酪氨酸激酶-1(sFlt-1),可结合循环血管内皮生长因子(VEGF)和胎盘生长因子(PIGF),阻止它们对血管内皮细胞的作用,从而导致对内皮细胞功能障碍。最近的一项研究中,在孕妇容易发展子痫前期情况下,表现出更高水平的酪氨酸激酶-1,相反,PIGF 和 VEGF 减少。VEGF 被公认为有效的血管生成和增殖的影响因子;它被确认为细胞平衡的一个重要因素,特别是在平衡氧化应激上。可溶性的内源性 sFlt-1 主要来源于胎盘,可能破坏 VEGF 的信号。大量的临床证据说明子痫前期产妇循环因素与血管生成(VEGF 和 PIGF)和抗血管生成(sFlt-1)不平衡是密切相关的。子痫前期患者血浆和羊水 sFlt-1 的浓度升高,及胎盘 sFlt-1 mRNA 的表达增强。此外,子痫前期妇女血循环中高水平 sFlt-1 与 PIGF 和 VEGF 水平下降相关。最近研究报道认为 sFlt-1 升高可能有预测子痫前期价值,因为在出现临床症状高血压和蛋白尿之前血浓度似乎已增加。另外有人建议用 sFlt-1 与 PIGF 比率可能是预测子痫前期最准确的方法之一。

另一种抗血管生长因子,Endoglin(sEng)是子痫前期发病中的一个因素,sEng 是转化生长因子(TGF-β)受体复合物的一个组成部分。它是一个与缺氧诱导蛋白、细胞增殖和一氧化氮(nitricoxide,NO)信号相关的因子。sEng 也被证明与抗血管生成有关,它能损害 TGF-β 结合细胞表面受体。

(四)血管内皮细胞损伤

近年来研究认为,血管内皮细胞除具有屏障作用外,更是机体最大的内分泌组织,通过自分泌释放血管活性物质如 NO、内皮素、前列环素等调节血管舒缩,协调凝血和抗凝血之间的平衡,参与组织间与血液间的物质交换、吞噬细菌,起到血液净化器的作用。妊娠期高血压疾病时胎盘滋养层细胞迁移至蜕膜及子宫肌层螺旋小动脉的功能减退,使螺旋小动脉对血管紧张素敏感性增加,导致了胎盘单位灌注不足。这使一些因子分泌入母血,从而活化血管内皮细胞,内皮细胞功能广泛改变。在妊娠期高血压疾病中血管内皮细胞形态受损,导致:①造成血管内皮细胞连接破坏,致使血管内的蛋白和液体外渗;②激活凝血系统造成DIC,并释放血管活性因子;③增加血管收缩因子如内皮素(ET-1)的生成与释放,并减少血管扩张因子,如 NO、前列环素的生成与释放,导致 NO、PGI_2 合成及成分减少,而 ET 合成或分泌量增加,小动脉平滑肌的兴奋性和对血管收缩物质(如血管紧张素)的敏感度增加,造成全身的小动脉痉挛,导致妊娠期高血压疾病病理发生。

(五)氧化应激学说

在氧化应激升高状态,不平衡的抗氧化因子导致血管内皮功能障碍或是通过对血管直接作用或通过减少血管舒张剂生物活性。在子痫前期,氧化应激可能是由于产妇原先存在的条件,如肥胖、糖尿病和高脂血症。胎盘中超氧化物歧化酶(SOD)水平减少和超氧化物转化酶活性降低,总抗氧化保护能力降低。有研究认为过氧化脂质是毒性物质,损害内皮细胞,增加末梢血管收缩和增加血栓合成,以及减少前列腺环素的合成。现认为过氧化脂质不是起因,而是氧化压力导致的胎盘缺血和细胞激活作用的结果,局部过氧化脂质的积蓄导致了自由基产物的增加,它改变了前列环素/血栓素的合成,过氧化脂质、血栓素和(或)细胞激酶的增加激发了血管和器官的功能破坏。脂质蛋白代谢的改变主要是极低密度脂蛋白(VLDL)和氧化低密度脂蛋白的增加,还有富甘油三酯磷脂蛋白可能导致内皮细胞损害。过氧化脂质和它的相关性自由基已成为子痫前期患者胎盘功能损害的发病因素。目前的研究证实:母血中增高的过氧脂质主要来源于胎盘,它可以损害滋养层细胞的线粒体蛋白,使滋养细胞功能衰退,这是子痫前期病理生理学的一个因素。

(六)凝血与纤溶系统变化

血液凝血机制和纤溶酶的改变被认为在子痫前期病理中起着重要作用。正常妊娠时处于全身性血液高凝和胎盘局部血凝亢进状态,机体为适应这一变化,充分发挥了血管内皮细胞的抗凝功能,进行代偿。子痫前期时,血管内皮细胞代偿功能不全,所分泌的前列环素(PGI₂)、血栓调节蛋白(TM)、组织纤溶酶原激活物(tPA)、纤维结合蛋白(Fn)、抗凝血酶(AT-Ⅲ)比例失调,使凝血纤溶活性、凝血功能与抗凝血功能失调,难以对抗血液高凝,至血凝亢进,呈慢性DIC 改变。近年来发现子痫前期尤其是重度子痫前期患者常有出血倾向,机体存在凝血因子不同程度的减少及纤维蛋白降解产物明显升高,血浆中低水平的纤溶酶原激动抑制因子Ⅱ与重度子痫前期及 FGR 有关。肾、胎盘免疫荧光技术亦证实肾和胎盘局部 DIC 改变,但 DIC 和妊娠期高血压疾病的因果关系尚待阐明。

另一个重要因素是血小板、血小板的活性因子(PAF)、血小板颗粒膜蛋白(GMP-140)的变化、活性增加与妊娠期高血压疾病发生及病情有关。有研究提出,用流式细胞仪测定血小板活化可预测子痫前期的发生,测定 CD63 表达增加是发生子痫前期的危险因素,但这种方法仍处于研究状态。血小板内皮细胞黏附分子-Ⅰ表达增强是鉴别妊娠期高血压疾病与正常妊娠最好的标志物。

(七)DDAH/ADMA/L-arg-NO 系统

近年来,有学者开始关注到一氧化氮合酶抑制物及其水解酶在子痫前期发病中的作用。有研究结果提示:一氧化氮合酶抑制物 L-精氨酸的同系物——非对称性二甲基精氨酸(asymmetric dimethy larginine,ADMA)是 NOS 的内源性抑制剂,可与 L-精氨酸竞争性地抑制 NOS,减少 NO 合成。同时研究提示 ADMA 不是通过肾脏滤过清除,而是主要由 NO 合酶抑制的水解酶分解代谢,此种酶称为二甲基精氨酸二甲胺水解酶 (dimethylarginine dimethylaminohydrolase,DDAH)。DDAH 广泛存在于人的血管内皮细胞和其他组织细胞。DDAH 有两种异构体:1 型和 2 型。DDAH1 型主要存在于表达 nNOS 的组织中,DDAH2 型则在表达 eNOS 的组织中占优势,在胎儿组织中高度表达。DDAH2 表达或活性的改变可能是内皮细胞局部或机体全身性 ADMA 浓度变化的重要机制。现研究已证实改变 DDAH 活性可影响 ADMA 的水平。

国外最新研究认为 NO 合成减少受到 DDAH/ADMA/NOS 途径的调节。ADMA 抑制 NOS 的生物活性,而 ADMA 主要由 DDAH 代谢降解,子痫前期患者 DDAH 的表达减少,使血浆 ADMA 的分解代谢减少;血浆 ADMA 水平升高,导致 eNOS 的活性降低,使 NO 的生物合成减少,体内血管舒缩因子的平衡失调,血管收缩因子占优势,机体的小血管发生收缩,外周血管阻力增加,而产生子痫前期的病理改变。

有研究显示子痫前期血小板 L-arg-NO 通路损伤,引起血小板聚集和黏附增强,呈一种血栓状态,血栓状态不仅仅是子痫前期的特征,而且可能是其发病原因。有作者研究见抑制 NO 合成时,孕鼠血浆内皮素、血栓素、TXA_2、血管紧张素 II 水平升高,而前列环素、PGI_2 则降低,提示 NOS 的抑制剂 ADMA 通过抑制 NOS 的合成,影响孕鼠的血管调节因子,造成内皮细胞损伤,可能是妊娠期高血压疾病的病因。

另一方面 DDAH2 的低表达也可能导致血管内皮生长因子-mRNA 表达下调,引起胎盘血管构建的改变,使血管内膜的完整性受到损害,并影响内皮细胞的生长分化,致使胎盘新生血管的生成减少,胎盘血流灌注不足,而进一步加重血管内膜的损伤,使血管舒缩因子失衡,引起小动脉痉挛,发生子痫前期的病理生理改变。ADMA 不仅可以抑制 NOS 活性,而且还可以在内皮细胞膜的转运过程中与 L-精氨酸竞争,降低 L-精氨酸的转运率,NOS 作用的底物 L-精氨酸减少,使 NO 的合成减少,导致血压升高,基于对 ADMA 在高血压及子痫前期等血管内皮损伤性疾病发病中重要作用的认识,启发了人们应用 L-精氨酸及 NO 释放剂治疗原发性高血压和子痫前期,并获得了较好的疗效。

有学者报道了子痫前期与 DDAH/ADMA/NOS 系统的研究,提示此途径失调可能是子痫前期发病的重要因素。该研究结果见子痫前期组与正常妊娠组比较胎盘中 DDAH2-mRNA 的表达明显降低;相反,血浆 ADMA 水平升高;胎盘中 eNOS 含量呈低表达。推测子痫前期发病与 DDAH-ADMA-NOS 失调有关。

二、病理生理

妊娠期高血压疾病的病理生理改变广泛而复杂,由于不正常的滋养细胞浸润和螺旋动脉重铸失败,使胎盘损害。各种损伤因子通过血管内皮细胞受体,引起内皮细胞损伤;使全身血管痉挛、凝血系统的激活,止血机制异常、前列环素与血栓素比值改变等。这些异常改变导致视网膜、肝、肾、脑血液等多器官系统的病理性损害。

(一)子宫胎盘病理改变

正常妊娠时,滋养层细胞浸润蜕膜及子宫肌层内 1/3 部分的螺旋动脉,螺旋动脉的生理及形态改变,使子宫胎盘动脉血管床变成低阻、低压、高流量系统。而妊娠期高血压疾病时,螺旋动脉生理改变仅限于子宫蜕膜层,肌层的血管没有扩张,子宫螺旋动脉直径仅为正常妊娠的 40%。并出现胎盘血管急性粥样病变。电镜下观察发现,妊娠期高血压患者子宫胎盘血管有广泛的血管内皮细胞超微结构损伤。临床上常见有胎儿发育迟缓、胎盘早剥、胎死宫内。

(二)肾脏改变

妊娠高血压疾病时,由于肾小动脉痉挛,使肾血流量减少20%,GFR减少30%。低的过滤分数,肾小球滤过率和肾的灌注量下降,尿酸清除率下降在子痫前期是一个重要的标志。肾小球血管内皮增殖是妊娠期高血压疾病特征性肾损害,肾小球毛细血管内皮细胞肿胀,体积增大、血流阻滞。肾小球可能有梗死,内皮下有纤维样物质沉积,使肾小球前小动脉极度狭窄,肾功能改变。在妊娠期高血压疾病早期血尿酸即增高,随着妊娠期高血压疾病的发展,尿素氮和肌酐均增高。严重者少尿(日量≤400 mL),无尿(日量≤100 mL)及急性肾衰竭。

(三)中枢神经系统改变

脑部损害在子痫前期很多见,临床表现包括头痛、视力模糊和皮质盲,所有改变都是瞬时的,受血压和树突状的传递控制。出血是由于血管痉挛和缺血,血管被纤维蛋白渗透,导致水肿、血管破裂。脑血流灌注有自身调节,在较大血压波动范围内仍能保持正常血流,当脑动脉血管痉挛,血压超过自身调节上限值或痉挛导致脑组织水肿,血管内皮细胞间的紧密连接就会断裂,血浆及红细胞渗透到血管外间隙,引起脑内点状出血,甚至大面积渗出血,脑功能受损。脑功能受损表现为:脑水肿、抽搐、昏迷,甚至脑出血、脑疝。有资料表明 MABP≥18.7 kPa(140 mmHg)时脑血管自身调节功能丧失而易致脑出血。

最近,用MRI检查发现在重度子痫前期和子痫的脑出血有2种类型,大多数是遍及脑部的分散性出血和枕叶皮质,与收缩压和舒张压严重升高有关。在许多脑出血继发死亡的病例,与不少脑血管破裂的原因与脑深部微小动脉穿透有关,称夏科-布沙尔瘤,特别是在基底结、丘脑和深白质多见,并发现这种脑血管微小动脉瘤的破裂直接与血压升高有关。

(四)心血管系统改变

一些临床研究报道,妊娠高血压疾病患者有左室重量增加与舒张功能不全的迹象,在子痫前期心排血量和血浆容量是下降的。胎盘灌注减少导致产妇血管内皮细胞广泛功能障碍,胎盘灌注不良和缺氧时合成和释放大量的因子如sFlt-1和sFng。这些因子在产妇肾脏和其他器官引起广泛的氧化激活或血管内皮细胞功能障碍,最终导致高血压。血管系统的抵抗力增加是由于 PGI_2/TXA_2 的增加,内皮依赖性舒张受损。冠状动脉痉挛,可引起心肌缺血、间质水肿及点状出血与坏死,偶见毛细血管内栓塞,心肌损害严重可引起妊娠期高血压疾病性心脏病、心功能不全甚至心力衰竭、肺水肿。急性心力衰竭肺水肿患者的临床上可见肺淤血、肺毛细血管压增高、肺间质水肿、肺泡内水肿。心力衰竭的临床表现有脉率速、呼吸困难、胸闷、肺部啰音,甚至端坐呼吸。对全身水肿严重的患者,虽无端坐呼吸,应警惕右心衰竭。扩容治疗使用不当可产生医源性左心衰竭、肺水肿。

(五)肝脏改变

病情严重时肝内小动脉痉挛与舒张,肝血管内层突然充血,肝静脉窦的内压力骤然升高,门静脉周围组织内可能发生出血。若肝血管痉挛收缩过久,肝血管内纤维蛋白的沉积和缺血,引起的肝周围和区域的坏死,则可导致肝实质细胞不同程度损害。妊娠期高血压疾病致肝细胞缺血、缺氧、细胞肿胀,可单项转氨酶增高,轻度黄疸,胆红素可超过 51.3 mmol/L。严重者甚至出现肝区毛细血管出血,可致肝被膜下血肿。

(六)微血管病性溶血

妊娠期高血压疾病时由于微循环淤血,可并发微血管病性溶血,其发生的原因:①红细胞变形力差;②血管内皮受损,血小板被激活,血小板计数下降;③细胞膜饱和脂肪酸多于不饱和脂肪酸,比值失衡,细胞易裂解;肝细胞内 SGOT 释放至血循环。

1982 年 Weinstein 报道了重度子痫前期并发微血管病性溶血,并根据其临床 3 个主要症状:溶血性贫血,转氨酶高,血小板减少,命名为 HELLP 综合征。临床表现有上腹痛、肠胃症状、黄疸等。严重者发展为 DIC,有 DIC 的临床及实验指标。这些病理改变发生在肾脏可出现由于肾血管内广泛性纤维蛋白微血栓形成所致的产后溶血性尿毒综合征。

(七)眼部改变

由于血管痉挛可发生视网膜剥离或皮质盲。视力模糊至双目失明,视网膜水肿至视网膜剥离失明,或大脑后动脉严重的血管痉挛性收缩至视觉皮质中枢受损失明。

(八)血流动力学改变

正常妊娠是心排血量(CO)随心率及搏出量增加而增加,系统血管阻力(SVR)则下降,而肺血管阻力(PVR)、中心静脉压(CVP)、肺毛细血管楔压(PCWP)及平均动脉压都没有明显改变,左心室功能保持正常水平,但未治疗的子痫前期患者,CO、PCWP 下降,SVR 可以正常或增高显示低排高阻的改变。

三、临床监测

(一)一般临床症状

过去通常将高血压、蛋白尿、水肿认为是妊娠期高血压疾病三大症状,作为监测主要项目。随着对妊娠高血压疾病病理生理的进一步认识,认为应将脏器损害的有关症状,特别是将心、肺、肾、脑、视觉、肝及血液系统损害的有关症状作为常规重点监测。

1.血压

血压升高是妊娠期高血压疾病诊断的重要依据,血压升高至少应出现 2 次以上,间隔 6 小时。基础血压较前升高,但血压低于 18.7/12.0 kPa(140/90 mmHg)不作为诊断标准,必要时监测 24～48 小时的动态血压。

2.尿蛋白

尿蛋白是指 24 小时内尿液中的蛋白含量≥300 mg 或在至少相隔 6 小时的两次随机尿液检查中尿蛋白浓度为 0.1 g/L(定性＋)。尿蛋白通常发生在高血压之后,与病情及胎儿的病率和死亡率有密切相关,以 24 小时尿蛋白总量为标准。

3.水肿

水肿是妊娠期高血压疾病的早期症状,但不是特有的症状,1 周体重增加超过 2.5 kg 是妊娠期高血压疾病的明显症状。

4.心率和呼吸

休息时心率≥110 次/分,呼吸≥20 次/分,肺底细湿啰音,是早期心力衰竭的表现。

5.肾脏

肾小动脉痉挛在妊娠期高血压疾病患者是很常见的,在肾活检中有 85% 存在小动脉痉挛或狭窄,肾活检有助于鉴别诊断。

6.神经系统症状

头痛、头晕、眼花、耳鸣、嗜睡和间歇性突发性抽搐是常见的。在重度妊娠期高血压疾病,这些症状是由于脑血流灌注不足或脑水肿所致。

7.视觉

视力模糊、复视、盲点、失明,这些病变是由于视网膜小动脉痉挛,水肿,其病理变化可以是枕部皮质局部缺血和出血所致。

8.消化系统症状

恶心、呕吐、上腹部或右上腹部疼痛和出血可能是由于肝纤维囊水肿和出血。这是子痫前期的严重症状,可以发生肝破裂和抽搐。

(二)实验室检查

根据症状、体征及实验室检查判定疗效及病情,主要实验室检查有以下几个方面。

1.血液及出凝血功能

常规检查血常规、网织红细胞、外周血涂片异常变形红细胞、红细胞碎片。凝血功能检查包括凝血酶原时间(PT)、活性部分凝血酶原时间(APTT)、纤维蛋白原和纤维蛋白原降解产物、D-二聚体。血液黏稠度检测包括血黏度、血细胞比容、血浆黏度等。血小板计数对子痫的监测非常重要;血小板减少是严重妊娠期高血压疾病的特征,血小板计数少于$100 \times 10^9/L$可能是HELLP综合征的症候之一。重度子痫前期常见有血小板减少,纤维蛋白降解产物升高,凝血酶原时间延长,提示可能有弥漫性血管内凝血(DIC)存在。无论何种原因,全身溶血的证据如血红蛋白血症,血红蛋白尿或高胆红素血症都是疾病严重的表现,可能是由于严重血管痉挛引起的微血管溶血所致。

2.肾功能

肌酐清除率应列为肾功能常规检查,是检测肾小球滤过率的很有价值的指标。肌酐清除率降低表示妊娠期高血压疾病严重性增加。血清尿酸、肌酐和尿素氮也是评价肾功能的有价值的试验。

3.肝功能

血清天冬氨酸氨基转移酶(SGOT)、谷丙转氨酶(SGPT)和乳酸脱氢酶升高是重度子痫前期和HELLP综合征的主要症状之一。肝功能异常,转氨酶升高提示有肝细胞损害、坏死,严重者可有肝包膜下血肿和急性肝破裂的可能。

4.脑电图、脑血流图、脑部计算机断层扫描等检查常有异常表现

脑损害主要的提示是水肿、充血、局部缺血、血栓和出血。子痫发作后常有异常发现。最常见的发现是皮质区的低密度,这些表现是大脑缺血和瘀点伴皮层下损害的结果。昏迷患者的CT检查或MRI常见有广泛性的脑水肿,散在脑出血。

5.心脏

心脏和超声心电图可了解心血管系统的情况。子痫患者常伴随血流动力学变化。在评价心功能时注意4个方面:①前负荷,舒张末期压力和心腔容积;

②后负荷,心肌收缩张力或射血的阻力;③心肌的收缩或变力状态;④心率。应用非介入性心血管监测,子痫前期患者得到的血流动力学指标变化范围从高心输出伴有低血管阻力到低心输出伴有高血管阻力。不同的血流动力学改变与病情严重程度、患者慢性潜在的疾病和治疗的介入有关。心血管系统功能的评估对诊断和治疗方法的选择是需要的。至于介入性监测手段,如中心静脉压,肺毛细血管楔压的测定不应作为常规。中心静脉压只适用于重症抢救的患者,特别是少尿、肺水肿的患者。

介入性监测的指征可参考:①不明原因的肺水肿;②少尿,输液后无变化;③应用肼苯达嗪及强降压药后仍难以治疗的高血压;④有其他需血流动力学监测的医学指标。至于肺毛细血管楔状压测定的指征尚未建立。

6.眼底检查

眼底检查应作为常规检查,常见有视网膜痉挛、水肿、出血及剥离。失明有时是由于脑部缺血和出血所致,称皮质盲。CT检查可显示。

7.电解质

妊娠期高血压疾病患者电解质浓度与正常孕妇比较无明显差异,但应用了较强的利尿剂、限制钠盐和大量催产素液体以致产生抗利尿作用而致低钾、低钠。子痫发作后乳酸性酸中毒和代偿性的呼出二氧化碳,重碳酸盐的浓度降低,导致酸中毒。酸中毒的严重程度与乳酸产生量和代谢速率有关,也与二氧化碳呼出的速率有关。因而,在妊娠期高血压疾病患者,特别是重度子痫前期患者作血电解质测定及血气分析检查非常必要。

8.胎儿宫内状况监测

妊娠期高血压疾病患者因血管痉挛导致胎盘灌注受损,是围生儿病率和死亡率升高的原因。因此,对胎儿宫内情况监测很重要。胎儿宫内状况监测包括:妊娠图、宫底高度、胎动监测、电子胎心监护。

胎盘功能监测包括 24 小时尿雌激素/肌酐(E/C)比值、雌三醇(E_3)。胎肺成熟度测定包括卵磷脂/鞘磷脂(L/S)、磷脂酰甘油(PG)、泡沫试验。B超检查包括羊水量、胎儿生长发育情况、胎盘成熟度、胎盘后血肿、脐血流及胎儿大脑中动脉血流频谱、生物物理几项评分等。

四、预测

子痫前期是妊娠期特有的疾病,常在妊娠 20 周后出现症状,此时严重影响母婴健康,然而在出现明显症状前,患者往往已有生化方面的改变,近年来许多学者都在研究预防子痫前期的方法,旨在降低子痫前期的发生率,目前预测方法主要有生化指标的预测和生物指标的预测,但在预测准确度上差异很大。

（一）生化指标

1.血 β-HCG

现认为妊娠期高血压疾病为一血管内皮损伤性疾病,胎盘血管受累时胎盘绒毛血供减少,绒毛变性坏死,促使新的绒毛滋养层细胞不断形成,而 β-HCG 值升高。孕 15～18 周 β-HCG 值≥2 倍正常孕妇同期 β-HCG 中位数时,其预测妊娠期高血压疾病的特异度为 100%,灵敏度为 50%。孕中期血 β-HCG 升高的妇女,其孕晚期妊娠期高血压疾病发生率明显增加,故认为孕中期测 β-HCG 预测妊娠期高血压疾病具有一定的实用价值。近年研究结果提示,妊娠早期滋养细胞侵蚀性侵入过程中,HCG 的主要形式是高糖基化 HCG（HHCG）,以正常人群HHCG 中位数倍数 MoM 作为检验结果的标准,正常人群为 1.0 MoM。在妊娠14～21 周,妊娠期高血压疾病患者尿 HHCG 均值明显低于正常妊娠;当 HHCG≤0.9 MoM 时,相对危险度为 1.5;当 HHCG≤0.1 MoM 时,相对危险度上升至10.42。

2.类胰岛素样生长因子连接蛋白-1（IGFBF-1）

IGFBF-1 是蜕膜基底细胞分泌的一种蛋白质,其水平高低可反映滋养层侵入深度。有研究结果认为类胰岛素生长因子连接蛋白-1 在合体滋养细胞、细胞滋养细胞和蜕膜中高表达,但在胎盘的纤维组织中低表达。有研究发现在重度子痫前期血循环中的胰岛素生长因子接连蛋白-1 水平是（428.3±85.9）ng/mL,而正常对照组是（76.6±11.8）ng/mL（$P=0.0007$）。血液胰岛素样生长因子水平是（80.9±17.2）ng/mL。而正常对照组是（179.4±28.2）ng/mL（$P=0.1001$）。认为低水平的类胰岛素生长因子-1 和高水平的类胰岛素生长因子连接蛋白质可能造成胎盘和胎儿发育迟缓。

3.纤连蛋白（Fn）

Fn 广泛存在于机体各系统中,为网状内皮系统的调理素,当血管内皮受损时,功能失调,Fn 过度分泌入血,故血浆 Fn 升高可反映血管内皮受损情况。一般在血压升高前 4 周就有 Fn 增高,有人认为 Fn 水平升高是预测妊娠期高血压疾病较为敏感的指标。当其＜400 μg/L 时不可能发生子痫前期,阴性测值 96%。

4.尿钙

目前研究认为,妊娠期高血压疾病时肾小球过滤率降低,而肾小管重吸收钙正常,其尿钙水平明显低于正常孕妇或非孕妇。尿 Ca/Cr 比值≤0.04 时预测价值大,现认为此种预测方法是简单实用的方法。

5.尿酸

尿酸由肾小管排泄,当肾小管损害时血中尿酸水平增高,妊娠期高血压疾病肾小管损害甚于肾小球的损害。尿酸水平和病变发展程度有关,亦是监测妊娠期高血压疾病的主要指标之一。

6.血浆非对称二甲基精氨酸(ADMA)水平测定

近年国外有学者研究结果认为 NO 合酶抑制物-ADMA 是 NOS 的内源性抑制物,可与 L-精氨酸竞争性地抑制 NOS,减少 NO 合成。国内黄艳仪、姚细保等研究显示,在子痫前期患者孕期外周血 ADMA 的浓度比正常孕晚期有显著升高;分别是(17.9±7.25)μg/mL、(10.27±1.6)μg/mL($P<0.01$),认为外周血 ADMA 浓度或动态变化可作为妊娠期高血压疾病预测。最近,国外许多研究都认为在 23~25 周孕妇 ADMA 浓度增加可随后发展为子痫前期。在早发型子痫前期 ADMA 明显增高。

7.血管生长因子

近年国外学者研究认为抗血管生成因子 sFlt-1 和 sEnd 是子痫前期发生中的关键因素,与缺氧诱导蛋白与细胞增生和一氧化氮信号相关,可作为妊娠期高血压疾病的预测。孕中期 sFlt-1 的水平增高是预测子痫前期的敏感指标。

8.预测子痫前期新方法

最近两年,基于对妊娠高血压疾病病因学研究的进展,美国提出应用新的生物标志物和物理标志物单独或联合预测子痫前期的发生,这些标志物包括:血清胎盘生长因子(PLGF)、酪氨酸激酶-1 受体(sFlt-1)、血清抗血管生长因子、胎盘蛋白-13、子宫动脉多普勒测量及尿足突状细胞排泄等。最近几个报道提出以下几个预测方法。①PLGF/sFlt-1:在子痫前期发病前后血清胎盘生长因子(PLGF)减少,而 sFlt-1 和 Endoglin 水平升高,一些研究还发现血清 sFlt-1 和血清 PLGF(sFlt:PLGF)的比例不平衡与疾病严重程度和早发型子痫前期相关。②胎盘蛋白 13(PP-13):PP-13 是胎盘产生的,认为它参与胎盘血管重塑和种植。Chafetz 及同事进行了一项前瞻性巢式病例对照研究发现,子痫前期孕 3 个月时 PP-13 中位数水平明显降低。他们建议孕 3 个月产妇筛查 PP-13 水平可能预测子痫前期。③尿足突状细胞排泄:足突状细胞存在于各种急性肾小球疾病患者的尿中,子痫前期的特点是急性肾小球损伤。Garovic 等研究 44 例子痫前期和

23 例正常孕妇测定血清血管生成因子,尿足突状细胞和尿 PLGF100%,子痫前期患者出现尿足突状细胞,其特异性为 100%,预测价值优于血管生成因子,临床应用效果仍需进一步深入研究。

(二)生物指标

1.心血管特异性的测定

利用血压动态监测系统对孕妇进行血压监测,当孕 20 周后血压基线仍随孕周增加而无暂时下降趋势者,提示有妊娠期高血压疾病。

2.子宫胎盘血液循环的观察

妊娠早期,位于内膜的胚泡在发育的同时,滋养层细胞继续侵蚀血管,子宫螺旋动脉使管壁肌肉消失,管腔扩大,失去收缩能力,血管阻力下降。妊娠期间,子宫动脉分离出近百条螺旋动脉分布在子宫内膜中,血液充满了绒毛间隙,形成了子宫胎盘局部血供的"高流低阻"现象。在妊娠高血压疾病患者,滋养层细胞对螺旋小动脉的侵蚀不够,血管阻力不下降,或下降较少,舒张期子宫胎盘床血供不足,子宫胎盘循环高阻力。因此,用超声多普勒测量子宫胎盘的循环状态,可预测妊娠高血压疾病。常用的方法主要有两种。①脐动脉血流速度波形测定:测定动脉血流收缩期高峰与舒张高峰比值(S/D),在孕≤24 周时 S/D≥4,孕后期 S/D<3。凡脐动脉 S/D 比值升高者,妊娠期高血压疾病的发生率为 73%。②子宫动脉多普勒测量:观察是否存在舒张早期切迹,当双侧子宫动脉都存在舒张早期切迹,预测妊娠高血压疾病的敏感性、特异性较高,孕 24 周时敏感度为76.1%,特异性为 95.1%。

3.孕中期平均动脉压(MABP)

孕 22~26 周 MABP≥11.3 kPa(85 mmHg)时,妊娠期高血压疾病发生率13%(一般人群为 5%~8%)[MABP=(收缩压+2×舒张压)÷3)]。

4.翻身试验

血压反应阳性,其中 93% 的孕妇以后可能发生妊娠期高血压疾病。测定方法为:孕妇左侧卧位测血压直至血压稳定后,翻身仰卧 5 分钟,再测血压,若仰卧舒张压较左侧卧位≥2.7 kPa(20 mmHg),提示有发生子痫前期倾向。

5.血液流变学试验

低血容量(HCT≥0.35)及高血黏度,全血黏度比值≥3.6,血浆黏度比值≥1.6者,提示孕妇有发生妊娠期高血压疾病倾向。

五、预防

目前对妊娠高血压疾病缺乏有效的治疗措施,预防工作对降低疾病的发生和发展显得更重要。预防工作主要包括以下几方面。

(一)围生期保健

(1)建立健全的三级保健网,开展围妊娠期和围生期保健工作。

(2)坚持左侧卧位,增加胎盘和绒毛的血液供应,避免胎盘灌注不良和缺血缺氧。

(3)针对高危因素进行预防,保持合理的体重指数,肥胖妇女适当减肥,避免多胎妊娠、高龄妊娠和低龄妊娠、捐赠精子、卵子的怀孕;有复发性流产史;抗心磷脂抗体综合征、易栓症等妊娠高血压疾病危险性增加。

(二)药物、微量元素、营养素的预防作用

1.阿司匹林和其他抗血小板药物

阿司匹林可以选择性抑制环氧合酶,减少血栓素 TXA_2 的合成。20 世纪 80 年代一些临床试验也取得可喜的成果:于孕 22 周以前预防性使用低剂量的阿司匹林 $50\sim100$ mg 可使该病的风险度下降,阿司匹林治疗 23 周后妊娠不能预防先兆子痫。然而,至 90 年代 3 个独立的大规模的调查,认为阿司匹林不能降低妊娠高血压疾病的发生率,反而增加胎盘早剥的发生率。一个大型的多中心研究,其中包括 2 539 例高风险的妇女,包括糖尿病、慢性高血压、多胎妊娠或先兆子痫,使用低剂量的阿司匹林(60 mg)没有降低子痫前期发生率。现在阿司匹林不建议常规使用预防子痫前期,而应该个体化。对高危患者选择性用药是可以接受的。

2.妊娠期补钙

补钙可稳定细胞膜的结构,控制膜离子的通透性,减少钙离子内流的积聚,可预防妊娠高血压疾病的发生。国外有学者报道从妊娠 $20\sim24$ 周/$24\sim28$ 周开始服用钙元素 1 200 mg 增至 2 g,经观察不补钙组妊娠高血压疾病的发病率为 18%,补钙不足 2 g 组妊娠高血压疾病发病率为 7%～9%,补钙 2 g 组发病率为 4%,效果最佳,对母婴无不良影响。

3.抗氧化剂维生素 C 和维生素 E 的补充

多个中心随机试验结果显示,孕期补充维生素 C 和维生素 E 不能降低子痫前期的发生。

4.左旋精氨酸(L-arginine,L-Arg)的补充

L-Arg 是合成一氧化氮(NO)的底物,它可以刺激血管内皮细胞的 NO 合成酶(NOS),而增加 NO 的合成和释放,减轻微血管的损伤,改善子宫胎盘的血流。

已有报道用于妊娠高血压疾病的治疗和预防;用 *L*-Arg 口服 4 g/d,连用 2 周,可以延长孕周和降低低体重儿的发生率。虽然 *L*-Arg 在预防子痫前期的发生方面还缺乏大样本的研究,但随着人们对 NO 了解的逐步深入,*L*-Arg 在临床应用将更加广泛,用于预防妊娠高血压疾病已初露前景。

5.中医中药在妊娠高血压疾病预防中的应用

自 20 世纪 80 年代起,我国已有关于应用丹参、川芎、小剂量熟大黄等中药预防妊娠高血疾病。其中以丹参研究较多;丹参的有效成分丹参酮,有抗血小板聚集、保护内皮细胞的功能,可增强子宫胎盘的血液灌注,在预防和辅助治疗子痫前期中有一定效果。

我国学者段涛对妊娠高血压疾病提出 3 级预防措施:一级预防——针对高危因素的预防;二级预防——药物、微量元素、营养素的补充;三级预防——良好的产前检查,及早发现高危因素和早期临床表现,及早处理。

六、治疗

(一)治疗目的

(1)预防抽搐,预防子痫发生。

(2)预防合并脑出血、肺水肿、肾衰竭、胎盘早期剥离和胎儿死亡。

(3)降低孕产妇及围产儿病率、死亡率及严重后遗症,延长孕周,以对母儿最小创伤的方式终止妊娠。

对其治疗基于以下几点:①纠正病理生理改变;②缓解孕妇症状,及早发现并治疗,保证母亲安全;③监测及促进胎儿生长,治疗方法尽量不影响胎儿发育;④以解痉、降压、镇静、适时终止妊娠为原则。

(二)一般治疗

(1)左侧卧位、营养调节休息(但不宜过量)。

(2)每天注意临床征象的发展,包括:头痛、视觉异常、上腹部痛和体重增加过快。

(3)称体重,入院后每天一次。

(4)测定尿蛋白,入院后至少每 2 天一次。

(5)测定血肌酐、转氨酶、血细胞比容、血小板、测定的间隔依高血压的程度而定,经常估计胎儿的宫内情况。

（三）降压治疗

1.治疗时机

长期以来学者认为降压药虽可使血压下降，但亦可同时降低重要脏器的血流量，还可降低子宫胎盘的血流量，对胎儿有害。故提倡当 SBP＞21.3 kPa（160 mmHg）或 DBP≥14.7 kPa（110 mmHg）时，为防止脑血管意外，方行降压治疗。近年循证医学分析，表明降低血压不改善胎儿的结局，但减少严重高血压的发生率，并不会加重子痫前期恶化。因此，认真血压控制和适当的生化和血液系统的监测，在妊娠期高血压疾病的治疗中是需要的。

2.轻中度高血压处理

（1）甲基多巴：可兴奋血管运动中枢的 α-受体，抑制外周交感神经而降低血压。作为降压剂尽管疗效有限，但仍是孕期长期控制血压的药物。甲基多巴是唯一没有影响胎儿胎盘循环的降压药。常用剂量 250 mg，口服，每天 3 次。

（2）β-受体阻滞剂：α、β-受体阻滞剂如盐酸拉贝洛尔，能降低严重的高血压发生率，可能通过降低产妇心排血量，降低外周阻力。不影响肾及胎盘的血流量，有抗血小板聚集作用，并能促胎肺成熟。常用剂量 100 mg，口服，每天 2 次，轻中度高血压的维持量一般为每天 400～800 mg。其他 β-受体阻滞剂，尤其是阿替洛尔减少子宫胎盘灌注可导致胎儿宫内生长受限。

（3）硝苯地平：为 Ca^{2+} 通道阻滞剂，具有抑制 Ca^{2+} 内流的作用，直接松弛血管平滑肌，可解除血管痉挛，扩张周围小动脉，可选择性扩张脑血管。研究表明硝苯地平能够有效地降低脑动脉压。用法：10 mg 口服，每天 3 次，24 小时总量不超过 60 mg。孕妇血压不稳定可使用长效硝苯地平；常用氨氯地平（norvasc），一般剂量 5 mg，每天 1 或 2 次。硝苯地平控释片（拜新同），常用剂量 30 mg，每天 1 次。

（4）尼莫地平：Ca^{2+} 通道阻滞剂，选择性扩张脑血管。用法：20～60 mg，口服，每天 2～3 次。

3.重度高血压处理

血压＞22.7/14.7 kPa（170/110 mmHg）的结果是直接血管内皮损伤，当血压水平在 24.0～25.3/16.0～17.3 kPa（180～190/120～130 mmHg）时脑血管自动调节功能失衡，从而增加脑出血的危险，也增加胎盘早剥或胎儿窘迫的风险。因此，血压＞22.7/14.7 kPa（170/110 mmHg）时迫切需要处理。应选用安全有效、不良反应较少的药物，既能将孕妇血压降低到安全水平，又不会造成突然血压下降，因这可能减少子宫胎盘灌注，导致胎儿缺氧。严重急性高血压管理应是一对一护理；连续血压、心率监测，至少每 15 分钟 1 次。

(1)肼屈嗪：直接动脉血管扩张剂，舒张周围小动脉血管，使外周阻力降低，从而降低血管压。并能增加心搏出量、肾血流量及子宫胎盘血流量。降压作用快，舒张压下降明显，是妊娠高血压疾病最常用的控制急性重度高血压的药物。用法如下。①静脉注射：先给 1 mg 静脉缓注试验剂量，如 1 分钟后无不良反应，可在 4 分钟内给 4 mg 静脉缓慢注射。以后根据血压情况每 20 分钟用药 1 次，每次 5～10 mg 稀释缓慢静脉注射，10～20 分钟内注完，最大剂量不超过 30 mg。一般以维持舒张压在 12.0～13.3 kPa(90～100 mmHg)为宜，以免影响胎盘血流量。静脉注射方法比较烦琐，且难以监测，较少采用。②静脉滴注：负荷量 10～20 mg，加入 5% 葡萄糖 250 mL，从 10～20 滴/分钟开始；将血压降低至安全水平，再给予静脉滴注 1～5 mg/h，需严密监测血压。③或 40 mg 加入 5% 葡萄糖500 mL 内静脉滴注。④口服：25～50 mg，每天 3 次。有妊娠期高血压疾病性心脏病、心力衰竭者不宜应用此药。常见不良反应有头痛、心慌、气短、头晕等。但最近 Meta 分析发现，肼屈嗪比硝苯地平或拉贝洛尔更容易发生产妇低血压、胎盘早剥、剖宫产和胎心率变化等不利因素。多年来在国外一般选用肼屈嗪，但目前在欧洲、南非等地区肼屈嗪已不作为治疗子痫前期的一线药物。

(2)拉贝洛尔：拉贝洛尔又称柳胺苄心定，结合 α 和 β-肾上腺素受体拮抗剂，已成为最常用治疗急性重症高血压的药物。用药方案有以下几种方法可参考：①首次剂量可给口服，20 mg，若 10 分钟内无效，再给予 40 mg，10 分钟后仍无效可再给 80 mg，总剂量不能超过 240 mg。②静脉用药首剂可给 20～40 mg，稀释后 10～15 分钟静脉缓慢推注，随后静脉滴注 20 mg/h。根据病情调整滴速、剂量，每天剂量控制在 200～240 mg。③也可用拉贝洛尔 200 mg 加入生理盐水100 mL，以输液泵输入，从 0.1～0.2 mg/min 低剂量开始，5～10 分钟根据血压调整剂量，每次可递增 0.1～0.2 mg/min，用药时需严密监测血压，24 小时总量不超过 220 mg。④血压平稳后改为口服，100 mg，每 8 小时 1 次。心脏及肝、肾功能不全者慎用，给药期间患者应保持仰卧位，用药后要平卧 3 小时。不良反应有头晕、幻觉、乏力，少数患者可发生直立性低血压。

(3)硝苯地平：Ca^{2+} 通道阻滞剂，是有效的口服控制急性重症高血压药，在怀孕期间不能舌下含服，以免引起血压急剧下降，减少子宫胎盘血流，造成胎儿缺氧。此药商品名为"心痛定"，在急性高血压时首剂用 10 mg，30 分钟后血压控制不佳再给 10 mg，每天总量可用 60 mg。亦可考虑用长效硝苯地平，口服，5～10 mg，每天 1 次。不良反应包括头痛、头晕、心悸。

（4）防止惊厥和控制急性痉挛药物：Mg^{2+} 作为一种外周神经肌肉连接处兴奋阻滞剂，抑制运动神经末梢释放乙酰胆碱，阻断神经肌肉接头间的信息传导，可作为 N-甲基右旋天门冬氨酸受体拮抗剂发挥抗惊厥作用。Mg^{2+} 竞争结合 Ca^{2+}，使平滑肌细胞内 Ca^{2+} 水平下降，从而解除血管痉挛，减少血管内皮损伤。镁离子刺激血管内皮细胞合成前列环素，抑制内皮素合成，降低机体对血管紧张素 Ⅱ 的反应，从而缓解血管痉挛状态。随机对照试验比较使用硫酸镁治疗重度子痫前期防止惊厥，表明在重度子痫前期硫酸镁预防与安慰剂相比会大大降低子痫的发病率。

硫酸镁用药指征：①控制子痫抽搐及防止再抽搐；②预防重度子痫前期发展为子痫；③子痫前期临产前用药预防抽搐。

硫酸镁用药方法：根据 2001 年我国妊高征协作组及中华医学会推荐治疗方案如下。①首次负荷剂量：静脉给药，25％硫酸镁 2.5～4 g 加于 10％葡萄糖 20～40 mL，缓慢静脉注入，10～15 分钟推完。或用首剂 25％硫酸镁 20 mL（5 g）加入 10％葡萄糖 100～200 mL 中，1 小时内滴完。②维持量：继之 25％硫酸镁 60 mL 加入 5％葡萄糖液 500 mL 静脉滴注，滴速为 1～2 g/h，用输液泵控制滴速。③根据病情严重程度，决定是否加用肌内注射，用法为 25％硫酸镁 10～20 mL（2.5～5 g），臀肌深部注射，注射前先于肌内注射部位注射 2％利多卡因 2 mL。第 1 个 24 小时硫酸镁总量为 25 g，之后酌情减量。24 小时总量控制在 22.5～25 g。

有医院自 20 世纪 80 年代初使用硫酸镁静脉滴注治疗重度子痫前期，硫酸镁用量在第 1 个 24 小时用 22.5～25 g，用法：①硫酸镁 2.5 g，稀释在 5％的葡萄糖溶液 20 mL 中缓慢静脉注射。②或者不用静脉注射，改用硫酸镁 5 g 加入 5％葡萄糖液 100～200 mL 中静脉滴注，1 小时内滴完。这样既可使血镁迅速达止惊的有效浓度，又可避免高浓度的硫酸瞬时进入心脏引起房室传导阻滞，致心搏骤停。③继之以硫酸镁 15 g 加入 5％葡萄糖液 500～1 000 mL 静脉滴注，1.5～2 g/h。④夜间（约晚上 10 时）肌内注射硫酸镁 2.5～5.0 g，一般在静脉用药后 5～6 小时以上，或前次用药 5～6 小时后始能加用肌内注射，因硫酸镁的半衰期为 6 小时。⑤用药 1～2 天后，若病情稳定，而孕周未达 34 周，胎儿未成熟，需延长孕周者，可用硫酸镁 15 g 加入 5％葡萄糖液 500～1 000 mL 静脉滴注，1.5～2 g/h，用药天数酌情而定。

我国学者丛克家研究各种治疗方案患者血中镁浓度，硫酸镁用量每天浓度 20.0～22.5 g，在不同时间段血镁浓度均达有效浓度（1.73～2.96 mmol），用首剂负荷量后血镁浓度迅速上升至 1.76 mmol/L,达到制止抽搐的有效血镁浓度。静脉滴注后 5 小时,血镁浓度已下降到 1.64 mmol/L,接近基础值,药效减弱,故主张静脉滴注后加用肌内注射。我院也曾监测血镁浓度,按上述我院的使用方法,在用药 2~4 小时后,血镁浓度达 4.8~5 mEq/L,在连续静脉滴注 6 小时后血镁浓度 4.6 mEq/L,能维持有效治疗量。我院硫酸镁用量多控制在 20 g/d 左右,亦收到治疗效果,未发生过镁中毒反应。我国南方人、北方人体重差异较大,用药时注意按患者体重调整用量。我们认为,国外学者提出的硫酸镁每天用量可达 30 g 以上,不适合亚洲低体重人群,临床中应注意,以免引起镁毒性反应。

硫酸镁主要是防止或控制抽搐,用于紧急处理子痫或重度子痫前期患者,用药天数视病情而定,治疗或防止抽搐有效浓度为 1.7~2.96 mmol/L,若血清镁离子浓度超过 3 mmol/L,即可发生镁中毒。正常人血镁浓度为 1 mmol/L 左右,当血镁≥3 mmol/L 时膝反射减弱,≥5 mmol/L 时可发生呼吸抑制,≥7 mmol/L 时可发生传导阻滞,心跳骤然。硫酸镁中毒表现首先是膝反射减弱至消失,全身张力减退,呼吸困难、减慢,语言不清,严重者可出现呼吸肌麻痹,甚至呼吸、心跳停止,危及生命。曾有因硫酸镁中毒,呼吸抑制而死亡之病例发生。应引起临床医师的高度重视,严格掌握硫酸镁用药的指征、剂量、持续时间,严密观察,使既达疗效,又能防毒性反应的发生。

硫酸镁用药注意事项:用药前及用药中需定时检查膝反射是否减弱或消失;呼吸不少于 16 次;尿量每小时不少于 25 mL;或每 24 小时不少于 600 mL。硫酸镁治疗时需备钙,一旦出现中毒反应,应立即静脉注射 10% 葡萄糖酸钙 10 mL。我国近 20 年来,广泛应用硫酸镁治疗重度子痫前期及子痫。但大剂量的硫酸镁(22.5~25 g)稀释静脉滴注,必然会增加患者细胞外组织液、明显水肿和造成血管内皮通透性增加,可导致肺水肿。在应用硫酸镁的同时应控制液体输入量,每小时不应超过 80 mL,在使用硫酸镁静脉滴注期间应记录每小时尿量,如果患者尿少,需要仔细评定原因,并考虑中心静脉压(CVP)/肺毛细血管压监测。根据病情结合 CVP 调整液体的出入量。如果出现肺水肿的迹象,应给予 20 mg 的呋塞米。

(5)血管扩张剂:血管扩张剂硝酸甘油、硝普钠、酚妥拉明,是强有力的速效血管扩张剂,扩张周围血管使血压下降,可应用于妊娠期高血压疾病,急进性高血压。

具体用法如下。①硝酸甘油:硝酸甘油为静脉扩张剂,常用 20 mg 溶于 5% 葡萄糖 250 mL 静脉滴注,滴速视血压而调节,血压降至预期值时调整剂量至

10~15 滴/分钟,或输液泵调节滴速,为 5~20 μg/min。或用硝酸甘油 20 mg 溶于 5% 葡萄糖 50 mL 用微量泵推注,开始为 5 μg/min,以后每 3~5 分钟增加 5 μg,直至 20 μg/min,即有良好疗效。用药期间应每 15 分钟测一次血压。②酚妥拉明:酚妥拉明为小动脉扩张剂,可选择性扩张肺动脉,常用 10~20 mg 溶于 5% 葡萄糖液 250 mL 中静脉滴注,以 0.04~0.1 mg/min 速度输入,严密观察血压,根据血压调节滴速。或用 10~20 mg 溶于 5% 葡萄糖液 50 mL 中用微量泵推注。先以 0.04~0.1 mg/min 速度输入,根据血压调整滴速。酚妥拉明有时会引起心动过速,心律异常,特别是用静脉泵推注,现已少用。③硝普钠:硝普钠兼有扩张静脉和小动脉的作用,常用 25~50 mg 加入 5% 葡萄糖液 500 mL 中静脉滴注(避光)或 25 mg 溶于 5% 葡萄糖液 50 mL 中用微量泵静脉注射。开始剂量为 8~16 μg/min,逐渐增至 20 μg/min,视血压与病情调整剂量。用药期间严密观察病情和血压。每个剂量只用 6 小时,超过 6 小时需更换新药液。24 小时用药不超过 100 mg,产前用药不超过 24 小时,用药不超过 5 天,仅用于急性高血压或妊娠高血压疾病合并心力衰竭的患者。硝普钠能迅速通过胎盘进入胎儿体内,其代谢产物氰化物对胎儿有毒性作用,不宜在妊娠期使用。

(6)利尿:利尿剂仅在必要时应用,不做常规使用。

利尿指征:①急性心力衰竭、肺水肿、脑水肿。②全身性水肿。③慢性血管性疾病如慢性肾炎、慢性高血压等。④血容量过高,有潜在性肺水肿发生者。

药物:①呋塞米。20~40 mg 溶于 5% 葡萄糖液 20~40 mL 中缓慢静脉注射(5 分钟以上)。必要时可用呋塞米 160~200 mg 静脉滴注,可同时应用酚妥拉明 10~20 mg 静脉滴注。适用于肺水肿、心、肾衰竭。②甘露醇:20% 甘露醇 250 mL 静脉滴注(30 分钟滴完)。仅适用于脑水肿,降低脑内压、消除脑水肿。心功能不全者禁用。

(7)镇静:镇静剂兼有镇静及抗惊厥作用,不常规使用,对于子痫前期和子痫,或精神紧张、睡眠不足时可选择镇静剂。①地西泮:具有较强的镇静和止惊作用,用法:10 mg 肌内注射或静脉注射(必须在 2 分钟以上),必要时可重复一次,抽搐过程中不可使用。②冬眠药物:一般用氯丙嗪、异丙嗪各 50 mg,哌替啶 100 mg 混合为一个剂量,称冬眠Ⅰ号。一般用 1/3~1/2 量肌内注射或稀释静脉注射,余下 2/3 量静脉缓慢滴注,维持镇静作用。用异丙嗪 25 mg、哌替啶 50 mg 配合称"杜非合剂",肌内注射有良好的镇定作用,间隔 12 小时可重复一次。氯丙嗪可使血压急剧下降,导致肾及子宫胎盘供血不足,胎儿缺氧,且对母亲肝脏损害,目前仅用于应用地西泮、硫酸镁镇静无效的患者。③苯巴比妥:100~

200 mg 肌内注射,必要时可重复使用。用于镇静口服剂量 30～60 mg,3 次/天,本药易蓄积中毒,最好在连用 4～5 天后停药 1～2 天。目前已较少用。

(8)抗凝和扩容:子痫前期存在血凝障碍,某些患者血液高凝,呈慢性 DIC 改变,需进行适当的抗凝治疗。

抗凝参考指征:①多发性出血倾向。②高血黏度血症,血液浓缩。③多发性微血管栓塞之症状、体征,如皮肤皮下栓塞、坏死及早期出现的肾、脑、肺功能不全。④胎儿宫内发育迟缓、胎盘功能低下、脐血流异常、胎盘梗死、血栓形成的可能。⑤不容易以原发病解释的微循环衰竭与休克。⑥实验室检查呈 DIC 高凝期,或前 DIC 改变:如血小板 $<100×10^9/L$ 或进行性减少;凝血酶原时间比正常对照延长或缩短 3 秒;纤维蛋白原低于 1.5 g/L 或呈进行性下降或超过 4 g/L;3P 试验阳性,或 FDP 超过 0.2 g/L,D-二聚体阳性(20 μg/mL)并是进行性增高;血液中红细胞碎片比例超过 2%。

推荐用药:①丹参注射液 12～15 g 加入 5% 葡萄糖液 500 mL 静脉滴注。②川芎嗪注射液 150 mg 加入 5% 葡萄糖液滴注。以上两种药适用于高血黏度、血液浓缩者,或胎儿发育迟缓,病情较轻者。③低分子肝素:分子量 $<10\ 000$ 的肝素称低分子肝素,即 LMH0.2 mL(1 支)皮下注射。适用于胎儿宫内发育迟缓、胎盘功能低下、胎盘梗死,或重度子痫前期、子痫有早期 DIC(前-DIC)倾向者。④小剂量肝素:普通肝素 12.5～25 mg 溶于 5% 葡萄糖液 250 mL 内缓慢静脉滴注,或 0.5～1.0 mg/kg,加入葡萄糖溶液 250 mL 分段静脉滴注,每 6 小时为一时间段。滴注过程中需监测 DIC 指标,以调剂量。普通肝素用于急性及慢性 DIC 患者。产前 24 小时停用肝素,产后肝素慎用、量要小,以免产后出血。⑤亦可用少量新鲜冰冻血浆 200～400 mL。

液体平衡:20 世纪 70～80 年代研究认为,妊娠高血压疾病,特别是重度子痫前期患者,存在血液浓缩,胎盘有效循环量下降,故提出扩充血容量稀释血疗法。多年来,在临床实践中发现,有因液体的过多注入,加重心脏负担诱发肺水肿的报道。产妇的死亡率与使用过多的侵入性液体相关。对于有严重低蛋白血症贫血者,可选用人血清蛋白、血浆、全血等。对于某些重度子痫前期、子痫妇女,有血液浓缩,有效循环量下降、胎盘血流量下降或水电解质紊乱情况,可慎重使用胶体或晶体液。现一般不主张用扩容剂,认为会加重心肺负担,若血管内负荷严重过量,可导致脑水肿与肺水肿。多项调查结果表明,扩容治疗不利于妊娠高血压疾病患者。尿量减少的处理应采用期待的方法,必要时用 CVP 监测,而不要过多的液体输入。重度子痫前期患者,施行剖宫产术麻醉前不必输入过多的晶体液,因没有任何证据表明晶体液可以预防低血压。

4.子痫的治疗原则

(1)控制抽搐:①地西泮 10 mg 缓慢静脉推注;继之以地西泮 20 mg 加入 5％葡萄糖 250 mL 中缓慢静脉滴注,根据病情调整滴速。②亦可选用冬眠合剂Ⅰ号(氯丙嗪、异丙嗪各 50 mg 和哌替啶 100 mg)1/3～1/2 量稀释缓慢静脉注射,1/2 量加入 5％葡萄糖 250 mL 中缓慢静脉滴注,根据病情调整速度。③或用硫酸镁 2.5 g 加 5％葡萄糖 40 mL 缓慢推注;或 25％硫酸镁 20 mL 加入 5％葡萄糖 100 mL 中快速静脉滴注,30 分钟内滴完,后继续静脉点滴硫酸镁,以 1～2 g/h 速度维持。注意硫酸镁与镇静剂同时应用时,对呼吸抑制的协同作用。

(2)纠正缺氧和酸中毒:保持呼吸道通畅,面罩给氧,必要时气管插管,经常测血氧分压,预防脑缺氧;注意纠正酸中毒。

(3)控制血压:控制血压方法同重度子痫前期。

(4)终止妊娠:抽搐控制后未能分娩者行剖宫产。

(5)降低颅内压:20％甘露醇 0.5 mL/kg,静脉滴注,现已少用,因会加重心脏负担。现常用呋塞米 20 mg 静脉注射,能快速降低颅内压。

(6)必要时作介入性血流动力学监测(CVP),特别在少尿及有肺水肿可能者。

(7)其他治疗原则同重度子痫前期。Richard 子痫昏迷治疗方案:①立即用硫酸镁控制抽搐,舒张压＞14.7 kPa(110 mmHg),加用降压药。②24 小时内常规用地塞米松 5～10 mg,莫斐管内滴注,以减轻脑水肿。③监测血压、保持呼吸道通畅、供氧,必要时气管插管。④经常测血氧分压,预防脑缺氧。⑤终止妊娠,已停止抽搐 4～6 小时不能分娩者急行剖宫产。⑥置患者于 30 度半卧位,降低颅内静脉压。⑦产后如仍不清醒,无反应,注意与脑出血鉴别,有条件的医院做 CT 检查。⑧神经反射监护。⑨降低颅内压,20％甘露醇 0.5 mL/kg 静脉滴注降低颅内压。

(8)终止妊娠:因妊娠期高血压疾病是孕产妇特有的疾病,随着妊娠的终止可自行好转,故适时以适当的方法终止妊娠是最理想的治疗途径。

终止妊娠时机:密切监护母亲病情和胎儿宫内健康情况,监测胎盘功能及胎儿成熟度,终止妊娠时机。①重度子痫前期积极治疗 2～3 天,为避免母亲严重并发症,亦应积极终止妊娠。②子痫控制 6～12 小时的孕妇,必要时子痫控制 2 小时后亦可考虑终止妊娠。③有明显脏器损害,或严重并发症危及母体者应终止妊娠。④孕 34 周前经治疗无效者,期待治疗延长孕周虽可望改善围产儿的死亡率,但与产妇死亡率相关。对早发型子痫前期孕 32 周后亦可考虑终止妊娠。⑤重度子痫经积极治疗,于孕 34 周后可考虑终止妊娠。

终止妊娠指征:多主张以下几点。①重度子痫前期患者经积极治疗 24～72 小时仍无明显好转;病情有加剧的可能,特别是出现严重并发症者。②重度子痫前期患者孕周已超 34 周。③子痫前期患者,孕龄不足 34 周,胎盘功能减退,胎儿尚未成熟,可用地塞米松促胎肺成熟后终止妊娠。④子痫控制后 2 小时可考虑终止妊娠。⑤在观察病情中遇有下列情况应考虑终止妊娠:胎盘早剥、视网膜出血、视网膜剥离、皮质盲、视力障碍、失明、肝酶明显升高、血小板减少、少尿、无尿、肺水肿、明显胸腹水等、胎儿窘迫;胎心监护出现重度变异减速、多个延长减速和频发慢期减速等提示病情严重的症候时应考虑终止妊娠。

终止妊娠的方法:①阴道分娩。病情稳定,子宫颈成熟,估计引产能够成功已临产者,不存在其他剖宫产产科指征者,可以选用阴道分娩。②剖宫产。病情重,不具备阴道分娩条件者,宜行剖宫产术。子痫前期患者使用麻醉方式是有争议的,但是如果母亲凝血功能正常,没有存在低血容量,使用硬膜外麻醉是安全、有效的,不会引起全身麻醉所致的血压升高。

产褥期处理:重症患者在产后 24～72 小时,尤其 24 小时内,仍有可能发生子痫,需继续积极治疗,包括应用镇静、降压、解痉等药物。产后检查时,应随访血压、蛋白尿及心肾功能情况,如发现异常,应及时治疗,防止后遗症发生。

(9)其他药物治疗。

心钠素:是人工合成的心钠衍化物,为心肌细胞分泌的活性物质,具有很强的降压利尿作用。主要作用是增加肾血流量,提高肾小球滤过率,降低血管紧张素受体的亲和力,可对抗 AⅡ 的缩血管作用。具有强大的利钠、利尿及扩张血管活性。80 年代有报道,经临床应用人心钠素Ⅲ治疗妊娠期高血压疾病并发心力衰竭,心力衰竭可获得控制,血压下降,水肿消退,蛋白尿转阴,是治疗妊娠期高血压疾病引起心力衰竭的理想药物,近年应用较少,临床资料报道不多。

抗凝血酶(AT-Ⅲ):抗凝血酶对各种凝血机制中的酶具有抑制作用,实验证明抗凝血可以预防妊娠期高血压疾病动物模型上的血压升高和蛋白尿的发生,因此 AT-Ⅲ 很可能可以有效地处理子痫前期患者的临床症状和体征。重度子痫前期时 AT-Ⅲ 下降,如 AT-Ⅲ/C 下降 70% 以下则有出现血栓的危险。一般可静脉滴注 AT-Ⅲ 1 000～3 000 U,血中 AT-Ⅲ/C 上升至 130%～140%。如同时应用小剂量肝素可提高抗凝效果。

血管紧张素转换酶(ACE)抑制剂:卡托普利或厄贝沙坦,其作用是抑制血管紧张素转换酶活性,阻止血管紧张素Ⅰ转换成血管紧张素Ⅱ,有明显降低外周阻力,增加肾血流量的作用。但这些药物可导致胎儿死亡、羊水少、新生儿无尿、肾衰竭、胎儿生长迟缓、新生儿低血压和动脉导管未闭,因此任何妊娠妇女均禁忌用血管紧张素转换酶抑制剂,孕期禁止使用。

L-Arg:最近的报道认为 NO 和前列环素的减少可能是妊娠期高血压疾病发病机制的主要原因,与血管舒张因子和收缩因子的不平衡有关。L-Arg 是合成 NO 的底物,它可以刺激血管内皮细胞的 NOS 而增加 NO 的合成和释放,通过扩张外周血管发挥降压作用。随着人们对 NO 的了解逐步深入,L-Arg 在临床和基础的研究和应用更加广泛。近年国外已有应用 L-Arg 治疗或辅助治疗高血压的报道。

国内有学者报道:高血压患者静脉滴注 L-Arg(20 g/150 mL/30 min)5 分钟后血压开始下降,15 分钟达稳定值,平均动脉压以(15.4±1.3)kPa[(115.4±9.9)mmHg]降至(11.8±1.0)kPa[(88.5±7.6)mmHg]。2007 年国外有学者对尿蛋白阴性的妊娠高血压患者及尿蛋白>300 mg/24 h 的子痫前期患者各 40 例用 L-Arg 治疗;L-Arg 20 g/500 mL 静脉滴注,每天 1 次,连续用 5 天,再跟随 4 g/d,口服 2 周,或安慰剂治疗。结果用 L-Arg 治疗组的患者收缩压与安慰剂组相比有明显下降,认为应用 L-Arg 治疗有希望可以延长孕周和降低低体重儿的发生率。但左旋精氨酸在预防子痫前期的发生方面还缺乏大样本的研究。

2006 年 Rytiewski 报道,应用 L-Arg 治疗子痫前期,口服 L-arginine 3 g/d(L-Arg 组)40 例,安慰剂组 41 例。结果提示应用 L-Arg 组病例的胎儿大脑中动脉的灌注量增加,脑-胎盘血流量比率增加,分娩新生儿 Apgar 评分较高,提供口服 L-Arg 治疗子痫前期的患者似乎有希望延长孕周改善新生儿结局。但还需要大样本的研究以进一步得到证实。总之,对子痫前期患者给予 L-Arg 治疗可能通过增加内皮系统和 NO 的生物活性降低血压,认为应用 L-Arg 治疗可能改善子痫前期患者内皮细胞的功能,是一种新的安全有效的治疗预防子痫前期的方法。

硝酸甘油(NG):用于治疗心血管疾病已多年,随着 NO 的研究不断深入,其作用机制得到进一步的认识,目前认为 NG 在体内代谢和释放外源性 NO,促进血管内生成一氧化氮,通过一系列信使介导,改变蛋白质磷酸化产生平滑肌松弛作用。由于有强大的动静脉系统扩张作用,使其对其相关的组织器官产生作用。NG 还能有效地抑制血小板聚集。在先兆子痫患者应用 NG 能降低患者血压和脐动脉搏动指数(PI)。

有学者等 2004 年报道应用 NG 治疗子痫前期,用硝酸甘油 20 mg 加入生理盐水 50 mL 用静脉泵推注，注速 $5 \sim 20\ \mu g/min$，$5 \sim 7$ 天，与用硫酸镁病例比较，见前者 SBP、DBP、MAP 均较后者低，新生儿低 Apgar 评分，新生儿入 NICU 数 NG 组较硫酸镁组低。母亲急性心力衰竭、肺水肿的发生率 NG 组较硫酸镁组明显降低。但硝酸甘油作用时间短，停药后数分钟降压作用消失，故宜与长效钙离子拮抗剂合用。

也有学者应用 NG 治疗没有并发症的子痫前期，方法为硝酸甘油 25 mg 加入 5% 葡萄糖 $20 \sim 30$ mL 用静脉泵推注，以 $5 \sim 20\ \mu g/min$，$5 \sim 7$ 天后改用缓释的钙离子拮抗剂硝苯地平口服，直至分娩，平均治疗时间 2 周。由于孕周延长，新生儿低 Apgar 评分，入 NICU 的病例比用硫酸镁治疗组低，母婴预后较好，母体无严重并发症发生。

多项研究认为，NG 治疗子痫前期不仅可扩张母体血管，还可明显降低脐-胎盘血管阻力，有助于改善宫内环境，而且未发现胎心有变化；但 NG 是否会对胎儿的血管张力、血压、外周血管阻力和血小板、$L\text{-}Arg$ 功能产生不良影响，及其确切疗效有待进一步研究。

（10）免疫学方面的治疗：目前研究认为先兆子痫是胎盘免疫复合物的产生超过消除能力而引发的炎症反应，促使大量滋养层细胞凋亡、坏死和氧化应邀。这观点引起新的治疗方案的产生，目前针对免疫学的治疗有以下几点研究进展：① 抑制补体活化、调整补体治疗炎症反应：认为单克隆抗体 C_3 抑制剂、多抑制素、C_5 结合抗体、C_{5a} 受体拮抗剂可能是预防和治疗先兆子痫的理想药物。② 降低免疫复合物的产生：在先兆子痫最有效减少免疫复合物的产生自然方法是娩出胎盘。理论上，减少免疫复合物水平的药物治疗，可以减少患者体内抗体的产生。目前研究认为，通过 CD20 单克隆抗体实现中断 B 细胞抗体产生，美国有研究者将一种治疗自身免疫性疾病的药物——单克隆抗体用于先兆子痫的治疗，推测此单克隆抗体可减少 B 细胞抗体水平，以减少免疫复合物的产生。③ 免疫炎症反应的调控：控制先兆子痫免疫反应的方法包括抗炎症药物（如地塞米松）及单克隆抗细胞因子抗体，如肿瘤坏死因子（TNF）-α 抗体可溶性肿瘤坏死因子受体（抑制性肿瘤坏死因子）；白细胞介素-1（IL-1）受体拮抗剂已用于试验治疗脓毒症的全身炎症反应。有研究报道指出先兆子痫存在胎盘功能和血清抑制性细胞因子水平如 IL-10 的不足。因此，抑制细胞因子可能对治疗有效。④ 抑制粒细胞活性：免疫复合物直接活化效应细胞，参与错综复杂的炎症结局过程，在这个过程中粒细胞 Fcγ 受体起关键性作用，有研究认为，抑制性受体 FcγRⅡB 上调，提高免疫复合物刺激阈从而与 IgG 抗体反应抑制了炎症反应。临床上有使用静脉注射免疫球蛋白(IVIG)诱导抑制 FcγRⅡB 受体的表达,从而提高免疫复合物激活 FcγRⅡ 受体的刺激阈。Branch 等人研究初步确定了 IVIG 对抗磷脂综合征妊娠妇女及其新生儿的治疗有显著效果。

七、并发症的诊断和治疗

(一)妊娠期高血压疾病并发心力衰竭

1.妊娠期高血压疾病并发心力衰竭的诱因及诊断

妊娠期高血压疾病时冠状动脉痉挛,可引起心肌缺血、间质水肿及点状出血与坏死,偶见毛细血管内栓塞,心肌损害严重可引起妊娠期高血压疾病性心脏病,心功能不全,甚至心力衰竭、肺水肿。不适当的扩容、贫血、肾功能损害、肺部感染等常为心力衰竭的诱发因素。心力衰竭的临床表现可有脉率快,部分患者可听到舒张期奔马律、肺动脉瓣区 P2 亢进、呼吸困难、胸肺部啰音,颈静脉充盈、肝脏肿大,甚至端坐呼吸。对全身水肿严重的患者,虽无端坐呼吸,应警惕右心衰竭。心电图提示心肌损害,有 T 波改变、减低或倒置,有时呈现 ST 倒置或压低。X 线检查可见心脏扩大及肺纹理增加,甚至肺水肿表现。

妊娠期高血压疾病并发心力衰竭需与各科原因所致心力衰竭鉴别。包括孕前不健康的心脏:如先天性心脏病、风湿性心脏病、贫血、甲亢心脏病、胶原组织性疾病引起的心肌损害;如红斑狼疮等。孕前健康的心脏,如围生期心肌病、羊水栓塞或肺栓塞可根据不同病史及心脏特征加以鉴别。围生期心肌病易与妊娠期高血压疾病性心脏病混淆。妊娠期高血压疾病时全身小动脉痉挛,影响冠脉循环,心脏供血不足、间质水肿,致心功能受损,是发生围生期心脏病的原因之一,发生率为27.2%,为正常孕妇的 5 倍。国外报道发生率高达 60%,说明两者有密切相关。围生期心肌病患者可能会有中度血压升高,中度蛋白尿常诊断为妊娠期高血压疾病。鉴别主要依靠病史及心脏体征。围生期心肌病除有心力衰竭的临床表现外,主要体征包括两肺底湿啰音、奔马律及第三心音、二尖瓣区有收缩期杂音。超声心动图检查所有病例均有左室扩大,腔内径增大,以左室腔扩大最为显著。部分病例由于心腔内附壁血栓脱落,可导致肺动脉栓塞,病情急剧恶化。本院曾有一例重度子痫前期合并围生期心肌病患者,产后第 4 天死于肺栓塞。妊娠期高血压疾病心力衰竭临床表现有较严重高血压、蛋白尿、水肿,当血压显著升高时,冠状动脉痉挛导致心肌缺血,甚至灶性坏死而诱发心功能不全,但无心脏显著扩大,无严重心律失常,常伴有肾损害。妊娠期高血压疾病心力衰竭患者的预后较好。

2.妊娠期高血压疾病心力衰竭的治疗

(1)积极治疗妊娠期高血压疾病:解除小动脉痉挛,纠正低排高阻,减轻心脏前后负荷。

(2)可选用以下一种或两种血管扩张剂:酚妥拉明,10 mg 加入 5% 葡萄糖液 250 mL 内,静脉滴注,0.1~0.3 mg/min;硝酸甘油 10 mg,加入 5% 葡萄糖 25~50 mL 内,微量泵推注,5~20 μg/min,根据血压调整速度;硝普钠 25~50 mg,加入 5% 葡萄糖 50 mL 内,微量泵推注,10~20 μg/min,根据血压调整速度。扩血管治疗后能迅速降压,降低心脏的后负荷,改善心肌缺氧,是治疗妊娠高血压疾病心力衰竭的主要手段。

(3)增强心脏收缩力:用毛花苷 C 0.4 mg,加入 5% 葡萄糖液 20 mL 内,稀释缓慢静脉注射。也可用地高辛,每天 0.125~0.25 mg,口服。非洋地黄类正性肌力药物,如多巴胺、多巴酚丁氨、前列腺素 E(米力农)、门冬氨酸钾镁等。血压高者慎用多巴胺类药物或用小剂量,并与血管扩张剂合用。

(4)利尿剂:呋塞米 20~40 mg,加入 5% 葡萄糖液 20 mL,静脉注射,快速利尿。

(5)有严重呼吸困难,可用吗啡 3~5 mg,稀释,皮下注射。

(6)心力衰竭控制后宜终止妊娠。

(7)限制液体入量。

(二)HELLP 综合征

1982 年 Weinstein 报道了重度子痫前期并发微血管病性溶血,并根据其临床三个主要症状:溶血性贫血、转氨酶升高、血小板减少命名为 HELLP 综合征。

(三)溶血性尿毒综合征(HUS)

HUS 是以急性微血管病性溶血性贫血、血小板减少及急性肾衰竭三大症状为主的综合征。其发病机制是由于妊娠期,特别是妊娠期高血压疾病时血液处于高凝状态,易有局限性微血栓形成,当红细胞以高速度通过肾小球毛细血管及小动脉时,受血管内纤维网及变性的血管壁内膜的机械性阻碍,红细胞变形、破裂,造成血管内溶血与凝血活酶的释放,促进了血管内凝血的进行。由于纤维沉积于肾小球毛细血管与小动脉内,减少了肾小球的血流灌注量,最终肾衰竭。另外免疫系统的变化及感染因素可诱发 HUS。

1.诊断

(1)临床表现:溶血性贫血、黄疸、阴道流血和瘀斑、瘀点,有些患者会发生心律不齐、心包炎、心力衰竭、心肌梗死、支气管肺炎、抽搐发作等。同时有一过性血尿及血红蛋白尿,尿少,可发展到急性肾衰竭至少尿、无尿。

(2)实验室检查:①末梢血常规显示贫血、红细胞异常,出现形态异常,变形的红细胞及红细胞碎片、网织红细胞增多。②血小板减少,常降至 $100\times10^9/L$ 以下。③黄疸指数升高:血清胆红素及肝功能 SGPT 增高。④乳酸脱氢酶(HPL)升高达 $600\ \mu g/L$ 以上,表示体内有凝血存在。⑤血红蛋白尿或血尿,尿蛋白及各种管型。⑥氮质血症:血尿素氮、肌酐及非蛋白氮增高。

2.鉴别诊断

(1)单纯性妊娠期高血压疾病:不出现 HUS 的进行性溶血、血小板下降、血红蛋白尿等临床表现和实验室结果。

(2)HELLP 综合征:HUS 和 HELLP 综合征均可在妊娠期高血压疾病患者中出现。而 HUS 以肾损害表现为主,急性肾功损害和血红蛋白尿。而 HELLP 综合征常以肝损害为主,以肝功能转氨酶升高、溶血性黄疸为主。根据临床及实验室检查可以鉴别。

(3)与系统性红斑狼疮性肾炎及急性脂肪肝引起的肾衰竭应以区别。

(四)HUS 肾衰竭治疗原则

(1)积极治疗妊娠期高血压疾病。

(2)保持肾功能,血管扩张药物应用,新利尿合剂:酚妥拉明 $10\sim20\ mg$、呋塞米 $100\ mg$ 各自加入 5%葡萄糖 $250\ mL$ 静脉滴注(根据病情调整剂量)。

(3)严重少尿、无尿可用快速利尿剂。

(4)终止妊娠。

(5)透析:应早期透析,如少尿、无尿,血钾升高$>5.5\ mmol/L$;尿素氮$>17.8\ mmol/L(50\ mg/L)$;血肌酐$>442\ \mu mol/L(50\ mg/L)$,需用透析治疗,或用连续性肾滤过替代治疗(CRRT)、静脉-静脉连续滤过(CVVH)。

(五)弥漫性血管内凝血(DIC)

子痫前期、子痫与 DIC 关系密切,重度子痫前期时,全身血管明显痉挛,血液黏度升高,全身组织器官血流量减少,血管内皮损伤引起血管内微血栓形成,患者血液中凝血因子消耗多引起凝血因子减少。子痫前期、子痫本身是一种慢性DIC 状态。严重 DIC 或产后即会发生出血倾向,如血尿、产后出血等。

1.子痫前期、子痫并发 DIC 的早期诊断

子痫前期、子痫并发 DIC 的临床表现常见:①多发性出血倾向如血尿、牙龈

出血、皮肤瘀斑、针眼出血、产后出血等。②多发性微血管血栓之症状体征,如皮肤皮下栓塞、坏死及早期出现的肾、脑、肺功能不全。

子痫前期、子痫并发 DIC 实验室检查包括:①血小板减少<$100×10^9$/L 或呈进行性减少。②凝血酶原时间比正常延长或缩短 3 秒。③纤维蛋白低于1.5 g/L(150 mg/dL)或呈进行性下降或超过 4 g/L。④D-二聚体阳性,FDP 超过 0.2 g/L(20 μg/mL),血液中的红细胞碎片超过 2%。⑤有条件可查抗凝血酶Ⅲ(ATⅢ)活性。

2.妊娠期高血压疾病并发 DIC 的治疗

妊娠期高血压疾病并发 DIC 的早期表现主要是凝血因子改变,若能及早检查这些敏感指标,即可早期发现慢性 DIC。及早处理,预后良好。妊娠期高血压疾病合并严重 DIC 发生率不高。治疗以积极治疗原发病,控制子痫前期及子痫的发展,去除病因,终止妊娠为主。根据病情可适当使用新鲜冰冻血浆,低分子肝素或小剂量的肝素(25~50 mg/d),血压过高时不适宜使用肝素,以免引起脑出血。子痫前期、子痫并发 DIC 多较轻,积极治疗后终止妊娠,多能治愈。

(六)胎盘早期剥离

妊娠期高血压疾病患者的子宫底蜕膜层小动脉痉挛而发生急性动脉粥样硬化,毛细血管缺血坏死而破裂出血,产生胎盘后血肿,引起胎盘早期剥离。有人认为在胎盘早期剥离患者中 69% 有妊娠期高血压疾病,可见妊娠期高血压疾病与胎盘早期剥离关系密切。

胎盘早期剥离诊断并不困难,根据腹痛、子宫肌张力增高、胎心消失、阴道少量出血、休克等典型症状可做出诊断。然而典型症状出现时,母婴预后较差。而B 超往往可早期发现胎盘后血肿存在,而早期诊断胎盘剥离,故妊娠期高血压疾病患者必须常规做腹部 B 超检查,以早期做出有无合并胎盘早期剥离的诊断。

胎盘早剥引起弥漫性血管内凝血一般多在发病后 6 小时以上,胎盘早剥时间越长,进入母体血循环内的促凝物质越多。被消耗的纤维蛋白原及其他凝血因子也越多。因此,早期诊断及时终止妊娠对预防及控制 DIC 非常重要,应积极治疗妊娠期高血压疾病、终止妊娠、去除病因及输新鲜血、新鲜冰冻血浆、补充凝血因子(包括纤维蛋白原)等,可阻断 DIC 的发生、发展。

(七)脑血管意外

脑血管意外包括脑出血、脑血栓形成、蛛网膜下腔出血和脑血栓,是妊娠期高血压疾病最严重的并发症,也是妊娠期高血压疾病最主要的死亡原因。脑血管灌注有自身调节,在较大血压波动范围内仍能保持正常血流。当脑血管痉挛,血压超过自身调节上限值或痉挛导致脑组织水肿、脑血管内皮细胞间的紧密连接就会断裂,血浆及红细胞会渗透到血管外间隙引起脑内点状出血,甚至大面积渗血,脑功能受损。当 MABP≥18.7 kPa(140 mmHg)时脑血管自身调节功能消失。脑功能受损的临床表现为脑水肿、抽搐、昏迷、呼吸深沉、瞳孔缩小或不等大、对光反射消失、四肢瘫痪或偏瘫。应做仔细的神经系统检查。必要时做脑CT 或 B 超可明确诊断。

脑水肿、脑血管意外的处理:有怀疑脑出血或昏迷者应做 CT 检查、脑水肿可分次肌内注射或静脉注射地塞米松 20～30 mg/d,减轻脑血管痉挛和毛细血管的通透性,改善意识状态,并可使用快速利尿剂,降低颅内压。大片灶性脑出血在脑外科密切配合下行剖宫产,结束妊娠后遂即行开颅术,清除血肿、减压、引流,则有生存希望。

第四节　妊娠合并甲状腺功能亢进症

妊娠合并甲状腺功能亢进症(简称甲亢)是一种较少见的妊娠并发症,国内报道其发生率为0.2‰～1‰,国外报道为 0.5‰～2‰,85％～90％的妊娠期甲亢患者为 Graves 病。妊娠合并甲亢时孕妇及围生儿并发症高,如易并发子痫前期、甲亢性心脏病、甲亢危象、早产、胎儿生长受限、新生儿甲状腺功能异常、死胎及死产等。妊娠结局与孕期的治疗和监护密切相关。

妊娠合并甲亢包括孕前接受药物治疗的甲亢患者以及在妊娠期初次诊断的甲亢。

由于甲亢所表现的许多症状在正常妊娠时也常见到,如早孕期的妊娠剧吐和晚孕期的子痫前期,所以孕期的诊断和处理可能会比较困难。孕期垂体激素和甲状腺激素水平的生理性变化可能会干扰甲状腺疾病的诊断,而在处理可疑或已确诊的妊娠期甲状腺疾病时也必须考虑到上述孕期生理性的变化。

一、正常妊娠期甲状腺相关激素的变化

孕妇在正常碘摄入的情况下,从妊娠早期开始要经历甲状腺相关激素变化,并逐渐达到机体新的平衡。

(一)从妊娠前半期开始到妊娠结束

伴随激素水平的增加,甲状腺激素结合蛋白可较孕前增加 2～3 倍,可导致血中游离的 T_3、T_4 水平相对降低 10%～15%,但这种变化可刺激下丘脑-垂体分泌促甲状腺素释放激素(TSH)。

(二)早孕期

孕妇体内绒毛膜促性腺激素(HCG)明显增高,可对下丘脑产生抑制,同时对甲状腺产生类似促甲状腺素释放激素的作用,在妊娠 8～14 周 HCG 高峰期,孕期血 TSH 呈现下降。在早孕期诊断甲状腺功能亢进必须慎重,尤其是在合并妊娠期剧吐或滋养叶细胞肿瘤时。妊娠剧吐患者中有 2/3 的患者甲状腺功能检查结果异常而没有甲状腺疾病,30% 有不能测出的 TSH,60% 有 TSH 降低,59% 呈现 FT_4 水平升高。

(三)胎盘对甲状腺激素的代谢

胎盘可将 T_4 降解为 T_3。表 5-1 列出了妊娠期甲状腺功能的正常值。

表 5-1　妊娠期甲状腺功能的正常值

检查	非孕期	早孕期	中孕期	晚孕期
游离 T_4(pmol/L)	11～23	10～24	9～19	7～17
游离 T_3(pmol/L)	4～9	4～8	4～7	3～5
TSH(mU/L)	<4	0～1.6	1～1.8	7～7.3

胎儿甲状腺在孕 5 周时开始形成,孕 10 周时开始有功能,但是,孕 12 周时才开始有独立功能,才能在胎儿血清中测出 T_4、T_3 和 TSH 水平。T_4、T_3 和 TSH 水平持续升高,到妊娠 35～37 周时达成人水平。此时甲状腺还相对不成熟,与 T_4 水平相比,TSH 水平相对较高,因而和母体相比,胎儿甲状腺有更高的浓集碘的能力。所以应避免诊断性扫描,或用放射性物质如[131]I、[99]Tc,或放射碘治疗,以避免放射对胎儿造成危害。

二、甲亢对孕妇、胎儿的影响

甲亢患者若不进行治疗,最严重的并发症为心力衰竭和甲状腺危象。甲状腺危象即使经过恰当处理,母体死亡率仍高达 25%。心力衰竭比甲状腺危象更常见,主要由 T_4 对心肌的长期毒性作用引起,妊娠期疾病,如子痫前期、感染和贫血将会加重心力衰竭。

妊娠期甲亢会导致不良妊娠结局增加,包括流产、胎儿生长受限、早产、胎盘早剥、妊娠期高血压、子痫前期、感染和围生儿死亡率增加。甲状腺功能正常的孕妇（甲亢控制良好者）低出生体重儿的相对危险（OR）增加，妊娠前半期甲亢未控制者为 2.36，而整个孕期甲亢未控制者为 9.24。甲亢未控制的足月孕妇子痫前期的 OR 为 4.74。甲亢未控制者胎死宫内率为 24%，而接受治疗者仅为 5%～7%；治疗还使早产发生率从 53% 降低到 9%～11%。

孕妇自身疾病对胎儿的影响也包括抗甲状腺药物透过胎盘引起的胎儿甲状腺功能减退（简称甲减），以及孕妇 TSH 刺激胎儿甲状腺引起的胎儿甲亢。对胎儿的影响与孕妇疾病的严重程度并不相关，但伴有高水平甲状腺刺激免疫球蛋白（TSI）的孕妇其胎儿患甲亢的概率增加。胎儿的表现包括生长受限、胎儿心动过速、水肿或胎儿甲状腺肿。由于胎儿伴有甲状腺肿时颈部处于过度伸展位置，因为会在分娩过程中造成困难，或出现呼吸道不通畅，因此应尽量在分娩前行超声检查明确胎儿的甲状腺肿大情况。胎儿甲状腺异常可进行宫内治疗，但只有检测胎儿血样才能明确诊断，而这种有创性操作只有在高度怀疑胎儿伴有严重异常时才可进行。

三、妊娠合并甲亢的诊断

多数妊娠合并甲亢者孕前就明确有甲亢病史，诊断已经明确，但也有一些孕妇处在甲亢的早期阶段，其症状与早孕反应不易鉴别。

妊娠早期轻度甲亢的症状往往不易与妊娠生理变化区分，有价值的症状有：①心动过速超过正常妊娠所致心率加速的范围；②睡眠时脉率加快；③甲状腺肿大；④眼球突出；⑤非肥胖的妇女正常或增加进食后，体重仍不增长。大多数早孕合并甲亢患者孕前就有甲亢症状，详细询问孕前病史可有助于诊断。

如果到孕中期恶心、呕吐的症状仍持续存在且没有减轻，则应检查甲状腺功能。重度甲亢或甲亢危象可能导致严重的高血压、充血性心力衰竭和精神心理状态的改变等，其症状类似重度子痫前期。因此，重度子痫前期患者，出现以下不典型症状时：孕周小、发热、腹泻或其他症状不能解释的心动过速等都应考虑有甲亢存在的可能。一旦明确诊断，需立即使用抗甲状腺药物治疗，以改善母儿结局。

甲状腺功能检查可协助明确诊断。在检查甲状腺功能的实验中，其诊断价值的高低依次为 $FT_3>FT_4>TT_3>TT_4$。当患者症状很重，TSH 下降而 FT_4 正常时，要考虑 T_3 型甲亢的可能。

甲亢危象的诊断：甲亢孕妇出现高热 39 ℃ 以上，脉率＞160 次/分，脉压增大,焦虑、烦躁、大汗淋漓,恶心、厌食、呕吐、腹泻、脱水、休克、心律失常及心力衰竭、肺水肿等。

四、甲亢的治疗

(一)孕前咨询

孕前患有甲亢者最好将病情控制后,怀孕前 3 个月保持甲状腺功能正常再妊娠。妊娠前可以用较高的初始剂量药物而不必考虑对胎儿的影响,若患者对药物不敏感,必要时也可以手术治疗。行放射性碘治疗者在最后一次治疗 4 个月以上再怀孕。积极治疗甲亢能改善不良妊娠结局。孕前服药者应避免怀孕后随意停药。

(二)妊娠期

正常妊娠可以出现 FT_4 正常,而 TSH 水平下降的现象,无须治疗。FT_4 轻度升高并且临床症状不重,则可能是暂时的甲亢,可以每 4～6 周复查一次实验室检查。此阶段如过于积极地使用抗甲状腺药物治疗,可能导致妊娠后期甲减的发生。

一般情况下,FT_4 水平如果增高 2.5 倍以上,则应考虑治疗。

甲亢的治疗主要在于阻断甲状腺激素的合成。丙硫氧嘧啶(PTU)和卡比马唑是治疗孕期甲状腺功能亢进的主要药物。丙硫氧嘧啶通过胎盘的量低于卡比马唑,因此,为孕期首选药物。但是如果已经用卡比马唑控制病情稳定,则不需要换药。丙硫氧嘧啶的缺点是比卡比马唑服药频率高。由于 PTU 可以阻断甲状腺组织以外的 T_4 向 T_3 转换,所以,可以快速缓解症状。对于不能耐受 PTU 的患者可以考虑使用卡比马唑。曾有报道认为卡比马唑可能与新生儿皮肤发育不全有关,该病是一种少见的皮肤缺如症,其典型病灶一般 0.5～3 cm,分布于顶骨头皮上的头发旋涡处。

妊娠期诊断的患者开始治疗时药物应用要积极,给予 4～6 周的大剂量药物然后将药物剂量缓慢递减至初始剂量的 25%。一般 PTU 初始剂量每 8 小时 100 mg,用药期间每 2 周检查一次 FT_4。由于 PTU 是通过抑制甲状腺激素的合成起效的,所以只有在用药前储存的甲状腺激素耗尽时才显现明显的作用。用药后 TSH 受抑制的状态可以持续数周或数月,因而不能使用 TSH 作为疗效评价的指标。需要时,还可以加用几天阿替洛尔(25～50 mg/d,口服)控制心悸症状。

PTU 用药后如果没有反应,则应加量,必要时最大剂量可以加到 600 mg/d,如果应用大剂量后仍没有效果,应考虑可能是患者耐受,治疗失败。当 FT_4 水平开始下降时,应将剂量减半并且每 2 周时检测一次 FT_4 浓度。

治疗的目标是使 FT_4 水平稳定在正常范围的 1/3 之内。TSH 约 8 周时恢复正常。多数孕妇在妊娠晚期仅需要少量的 PTU。如果甲亢复发,可以重新开始用药。用药剂量为停药时剂量的 2 倍。

妊娠期禁用放射性碘治疗,因为碘可以被胎儿甲状腺吸收并可以破坏处于发育阶段的胎儿甲状腺。妊娠期甲状腺手术治疗仅限于药物治疗效果不佳的极少数病例,因为这些患者会伴有较高的孕妇发病率和死亡率。

(三)甲状腺危象的抢救措施

甲状腺危象是甲亢病情恶化的严重表现,一旦发生,积极抢救,不能顾及治疗对胎儿的影响,治疗不及时可危及孕妇生命。

(1)PTU:服用剂量加倍以阻断甲状腺素的合成,一旦症状缓解及时减量。

(2)给予 PTU 后 1 小时开始口服饱和碘化钾,5 滴/次,每 6 小时 1 次,每天 20～30 滴。碘化钠溶液 0.5～1.0 g 加于 10% 葡萄糖 500 mL 静脉滴注。

(3)普萘洛尔 10～20 mg,每天 3 次,口服,以控制心率。

(4)地塞米松 10～30 mg 静脉滴注。

(5)对症治疗:包括高热时用物理降温及药物降温,纠正水、电解质紊乱及酸碱平衡,吸氧,补充营养及维生素,必要时人工冬眠。

(6)分娩前发病者,病情稳定 2～4 小时结束分娩,以剖宫产为宜。术后给予大量抗生素预防感染。

(四)治疗中的母、儿监测

除了甲状腺功能的测定外,还需要监测母儿在治疗或疾病发展过程中可能出现的并发症。PTU 可引起粒细胞缺乏症和肝功能异常,所以在治疗前和治疗中应定期检查全血细胞计数和肝功能。对胎儿的监测包括常规超声检查胎儿的生长发育,以及孕晚期明确有无胎儿甲状腺肿。新生儿出生时留脐带血检查甲状腺功能。

五、产后处理

为排除甲状腺抗体被动转运给胎儿和抗甲状腺药物引起胎儿甲状腺功能低下,故新生儿出生后应密切监测甲状腺功能,检查脐带血和母乳喂养儿的甲状腺功能。甲亢作为一种常见的自身免疫病,可能在孕期首次发生,而在产后加重。在妊娠早期治疗过的患者,其产后复发率高于 75%。产后的治疗同妊娠期基本相似。服用 PTU 并不影响哺乳,只有极少量药物会进入乳汁。产妇服用 PTU 则剂量的 0.07％能由乳汁分泌,而卡比马唑为 0.5％。因此,服用丙硫氧嘧啶 (<150 mg/d)和卡比马唑(<15 mg/d)者进行母乳喂养被认为是安全的。

停止哺乳后,可以考虑碘放疗,但是可能需要依据治疗剂量将母亲和新生儿分开一段时间。

异常分娩

第一节 产力异常

子宫收缩力是分娩进程中最重要的产力,贯穿于分娩全过程,具有节律性、对称性、极性及缩复作用等特点。无论何种原因使上述特点发生改变,如失去节律性、极性倒置、收缩过弱或过强,均称为子宫收缩力异常。产力异常主要包括子宫收缩乏力及子宫收缩过强两种。

一、子宫收缩乏力

(一)原因

子宫收缩功能取决于子宫肌源性、精神源性及激素调节体系中的同步化程度,任何一方异常均可直接导致产力异常。

1.头盆不称或胎位异常

胎儿先露部不能紧贴于子宫下段及子宫颈内口,以防影响内源性缩宫素的释放及反射性子宫收缩。

2.精神心理因素

产妇对分娩有恐惧、紧张、焦虑等精神心理障碍。

3.子宫肌源性因素

子宫畸形、子宫肌纤维过度伸展(如巨大胎儿、双胎妊娠、羊水过多等)、高龄产妇、经产妇、有宫内感染、子宫肌瘤等因素,影响子宫收缩的对称性及极性,引起子宫收缩乏力。

4.内分泌失调

临产后产妇体内缩宫素及前列腺素合成、释放不足,或缩宫素受体量少。胎儿、胎盘合成与分泌硫酸脱氢表雄酮量少,致子宫颈成熟度欠佳,亦可引起原发性宫缩乏力。

5.其他

在产程早期使用大剂量解痉、镇静、镇痛剂,可直接抑制子宫收缩。行硬膜外麻醉镇痛分娩或产妇疲乏时,导致子宫收缩乏力,使产程延长。

(二)临床表现及诊断

1.协调性子宫收缩乏力(低张性子宫收缩乏力)

子宫收缩有正常的节律性、对称性及极性,但收缩力弱,致使产程延长,甚至停滞。根据宫缩乏力发生时期分为以下几种。①原发性宫缩乏力:指产程一开始就出现;②继发性宫缩乏力:指产程开始正常,进入活跃期后强度转弱,使产程延长或停滞,多伴有胎位或骨盆等异常。

2.不协调性子宫收缩乏力(高张性子宫收缩乏力)

宫缩失去正常的对称性、节律性,尤其是极性,不能产生向下的合力,无效宫缩,胎先露部不下降,宫口不扩张。产妇出现持续性腹痛及静息宫内压升高。

(三)处理

1.协调性子宫收缩乏力

不论是原发性还是继发性,首先应寻找原因。发现头盆不称或胎位异常预计不能经阴道分娩者,应行剖宫产术。确认无头盆不称和胎位异常、胎儿窘迫征象,能经阴道分娩者,应采取加强宫缩的措施。

(1)第一产程。

1)一般处理:应预防宫缩乏力,解除产妇对分娩的心理顾虑与紧张情绪,指导休息、饮食及大小便等。对潜伏期出现的宫缩乏力,必要时可用强镇静剂如哌替啶100 mg或吗啡10 mg肌内注射,镇静治疗后绝大多数潜伏期宫缩乏力者经充分休息后自然转入活跃期。

2)加强宫缩。①物理方法:宫口扩张≥5 cm、无头盆不称,胎头已衔接而产程延缓时,可行人工破膜术,使胎头直接紧贴子宫下段及子宫颈内口,引起反射性子宫收缩,加速产程进展,同时观察羊水性状。子宫颈 Bishop 评分≥7 分者,成功率较高。②药物。缩宫素:从小剂量开始进行静脉滴注,通常用缩宫素2.5 U加入0.9%生理盐水500 mL中,每1 mL中含有5 mU缩宫素,开始滴速为8滴/分,每分钟滴入的缩宫素应控制在2.5 mU,在确定无过敏后,剂量可逐渐增加,在15分钟内调整到有效剂量[宫缩间歇2~3分钟,持续40~60秒,子宫腔压力≤8.0 kPa(60 mmHg)]。通过调整给药浓度,在不引起子宫过强收缩及胎儿窘迫的情况下使宫口扩张及胎先露部下降;缩宫素的血浆半衰期平均为 5 分钟,用药后 20～40 分钟可达到血浆稳态浓度,加量的间隔是以 15～30 分钟、每次增加浓度以 1～3 mU/min 为宜,最大给药浓度不超过 7.5 mU/min。用药时密切观察宫缩、胎心监护、血压及产程进展等变化,警惕水中毒。若血压升高,应减慢滴注速度;一旦激惹性宫缩或宫缩持续时间超过 1 分钟或胎心率明显减速(包括胎心持续减速及晚期减速等),均应立即停用缩宫素。对有明显产道梗阻或伴瘢痕子宫者不宜应用。地西泮:地西泮 10 mg 静脉缓慢推注,2～3 分钟注完。间隔4～6 小时酌情再用。可选择性地使子宫颈肌纤维松弛,而不影响宫体肌收缩,可降低母体交感神经系统兴奋性,使子宫血管张力下降,改善子宫的血液循环。镇静、催眠作用可缓解产妇的紧张情绪及疲惫状态,减少产妇体内儿茶酚胺分泌,有助于恢复子宫收缩。

(2)第二产程。若头盆相称出现宫缩乏力,可静脉滴注缩宫素以加强宫缩,指导产妇配合宫缩屏气用力,争取经阴道自然分娩。有胎儿窘迫征象应尽早结束分娩,胎头双顶径已通过坐骨棘平面且无明显颅骨重叠,可行阴道助产;否则应行剖宫产术。

(3)第三产程。胎肩娩出后立即将缩宫素 10～20 U 静脉滴注,预防产后出血。对产程长、破膜时间长及手术产者,给予抗生素防感染。

2.不协调性子宫收缩乏力

应调节子宫收缩,使其恢复正常节律性及极性。可给予哌替啶 100 mg 或吗啡 10 mg 肌内注射,产妇充分休息后多能恢复为协调性子宫收缩,若伴胎儿窘迫及头盆不称者禁用强镇静剂,应尽早行剖宫产。在子宫收缩恢复为协调性之前,严禁使用缩宫药物,以免加重病情。

二、子宫收缩过强

(一)临床表现及诊断

1.协调性子宫收缩过强

子宫收缩的节律性、对称性及极性均正常,仅收缩力过强。若无产道梗阻,常以产程短暂为特征,可使总产程＜3 小时,称为急产。若存在产道梗阻或瘢痕子宫,可发生病理缩复环或子宫破裂。

2.不协调性子宫收缩过强

(1)子宫痉挛性狭窄环:子宫局部平滑肌呈痉挛性不协调性收缩形成的环形

狭窄,持续不放松。狭窄环常见于子宫上下段交界处及胎体狭窄部,如胎儿颈部。产妇出现持续性腹痛,烦躁不安,子宫颈扩张缓慢,胎先露部下降停滞,胎心时快时慢,第三产程常造成胎盘嵌顿,手取胎盘时可在子宫颈内口上方直接触到此环。

(2)强直性子宫收缩:常见于缩宫药使用不当。子宫收缩失去节律性,呈持续性强直性收缩。产妇因持续性腹痛常有烦躁不安、腹部拒按,不易查清胎位,胎心听不清。若合并产道梗阻,亦可出现病理缩复环、血尿等先兆子宫破裂征象。

(二)处理

以预防为主,有急产史(包括家族有急产史)者应提前入院待产,临产后慎用缩宫药物及其他可促进宫缩的产科处置,如人工破膜等。一旦发生强直性子宫收缩,给予产妇吸氧的同时应用宫缩抑制剂,如25%硫酸镁20 mL加入5%葡萄糖液20 mL缓慢静脉注射,哌替啶100 mg肌内注射(适用于4小时内胎儿不会娩出者),在抑制宫缩的同时密切观察胎儿安危。若宫缩缓解、胎心正常,可等待自然分娩或经阴道手术助产;若宫缩不缓解,已出现胎儿窘迫或病理缩复环者,应尽早行剖宫产;若胎死宫内,应先缓解宫缩,处理死胎,以不损害母体为原则。

第二节 产道异常

产道异常包括骨产道异常及软产道异常,以骨产道异常多见。

一、骨产道异常

骨产道异常包括骨盆形态异常及骨盆径线过短。骨盆径线过短或骨盆形态异常,使骨盆腔容积小于胎先露部能够通过的限度,称为狭窄骨盆。可以是一个径线过短或多个径线同时过短;也可以是一个平面狭窄或多个平面同时狭窄。造成狭窄骨盆的原因有先天发育异常、出生后营养、疾病及外伤等因素。

(一)狭窄骨盆的分类

1.骨盆上口平面狭窄

扁平型骨盆最常见,骨盆上口平面前后径狭窄。根据骨盆上口平面狭窄程度,分为3级:Ⅰ级临界性狭窄,骶耻外径18 cm,对角径11.5 cm,入口前后径10.0 cm,多数可经阴道分娩;Ⅱ级相对性狭窄,骶耻外径16.5～17.5 cm,对角径10.0～11.0 cm,上口前后径8.5～9.5 cm,需经试产后才能决定是否可以经阴道分娩;Ⅲ级绝对性狭窄,骶耻外径≤16.0 cm,对角径≤9.5 cm,入口前后径≤8.0 cm,必须以剖宫产结束分娩。根据形态变异分为2种。

(1)单纯扁平骨盆:入口呈横扁圆形,骶岬向前下突出,入口横径正常前后径缩短,骶凹存在。

(2)佝偻病性扁平骨盆:入口呈横的肾形,骶岬向前突,入口前后径明显缩短,骶凹消失,骶骨下段变直后移,尾骨前翘,坐骨结节外翻使耻骨弓角度及坐骨结节间径增大。

2.中骨盆平面狭窄

中骨盆平面狭窄主要为男型骨盆及类人猿型骨盆,以坐骨棘间径及中骨盆后矢状径狭窄为主。中骨盆平面狭窄分为3级:Ⅰ级临界性,坐骨棘间径10.0 cm,坐骨棘间径加后矢状径13.5 cm;Ⅱ级相对性狭窄,坐骨棘间径8.5～9.5 cm,坐骨棘间径加后矢状径12.0～13.0 cm;Ⅲ级绝对性狭窄,坐骨棘间径≤8.0 cm,坐骨棘间径加后矢状径≤11.5 cm。

3.骨盆下口平面狭窄

骨盆下口平面狭窄常与中骨盆平面狭窄伴行,多见于男型骨盆。骨盆侧壁内收及骶骨直下使坐骨切迹<2横指、耻骨弓角度<90°,呈漏斗形骨盆(图6-1)。将骨盆下口狭窄分为3级:Ⅰ级临界性,坐骨结节间径7.5 cm,坐骨结节间径与出口后矢状径之和15.0 cm;Ⅱ级相对性狭窄,坐骨结节间径6.0～7.0 cm,坐骨结节间径与出口后矢状径之和12.0～14.0 cm;Ⅲ级绝对性狭窄,坐骨结节间径≤5.5 cm,坐骨结节间径与出口后矢状径之和≤11.0 cm。

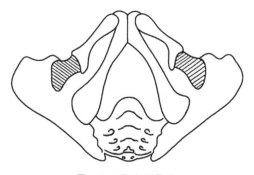

图 6-1 漏斗形骨盆

4.骨盆3个平面狭窄

外形属女型骨盆,3个平面各径线均比正常值小2 cm或更多,称为均小骨盆(图6-2)。

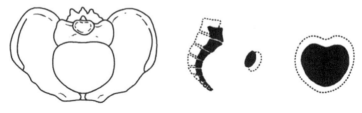

图 6-2 均小骨盆

5.畸形骨盆

丧失正常形态及对称性所致的狭窄。偏斜骨盆的共性特征是骨盆两侧的侧斜径(一侧髂后上棘与对侧髂前上棘间径)或侧直径(同侧髂后上棘与髂前上棘间径)之差>1 cm(图6-3)。有尾骨骨折史可致尾骨尖前翘或骶尾关节融合使骨盆下口前后径明显变短,导致骨盆下口平面狭窄而影响分娩。

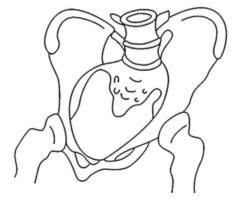

图 6-3 偏斜骨盆

(二)狭窄骨盆的临床表现

1.骨盆上口平面狭窄的临床表现

(1)胎先露及胎方位异常:狭窄骨盆孕产妇,臀先露、肩先露等异常胎位发生率是正常骨盆者的3倍以上。头先露初产妇已临产,但胎头迟迟不入盆。检查胎头跨耻征阳性;产程早期胎头常呈不均倾位或仰伸位入盆。若为骨盆临界性或相对性上口平面狭窄、胎儿不大且产力好,经充分试产可经阴道分娩;否则,胎头受阻于骨盆上口,衔接失败,属绝对性头盆不称,应行剖宫产。

(2)产程进展异常:因骨盆上口平面狭窄而致相对性头盆不称时,常见潜伏期及活跃期早期产程延长。经充分试产,胎头衔接则后期产程进展相对顺利。绝对性头盆不称时,常导致宫缩乏力及产程停滞。

(3)其他:胎膜早破及脐带脱垂等分娩期发病率增高。头盆不称的产妇脐带脱垂风险为正常产妇的4~6倍以上。偶有狭窄骨盆伴有宫缩过强者,因产道梗阻使产妇出现腹痛拒按、排尿困难,甚至尿潴留等症状。产妇下腹压痛明显、耻骨联合分离、子宫颈水肿,出现病理缩复环、肉眼血尿等先兆子宫破裂征象。若未及时处理则可发生子宫破裂。

2.中骨盆平面狭窄的临床表现

(1)胎方位异常:当胎头下降至中骨盆平面时,中骨盆横径狭窄致使胎头内旋转受阻,易出现持续性枕后(横)位,经阴道分娩受阻。

(2)产程进展异常:胎头多于宫口近开全时完成内旋转,因此持续性枕后(横)位可使减速期及第二产程延长,胎头下降延缓与停滞。

(3)其他:易致继发性宫缩乏力,胎头强行通过中骨盆及手术助产矫正胎方位等易发生胎儿颅内出血、头皮血肿等,强行阴道助产则可导致严重的会阴、阴道损伤。中骨盆严重狭窄、宫缩又较强,同样可发生子宫破裂。

3.骨盆下口平面狭窄的临床表现

骨盆下口平面狭窄常与中骨盆平面狭窄并存。可导致继发性宫缩乏力及第二产程停滞,胎头双顶径不能通过骨盆下口。

(三)狭窄骨盆的诊断

利用影像学技术如X线、CT和MRI检查可精确测量骨盆腔的大小,但临床未广泛应用,X线检查对母儿双方均不利,现已弃用。主要通过产科检查评估骨盆大小。

1.病史

询问产妇既往是否患佝偻病、骨结核、脊髓灰质炎及骨外伤等,经产妇更应详细询问既往分娩史,有无难产及其他等。

2.全身检查

注意身高、脊柱及下肢残疾情况,以及米氏菱形窝是否对称等。身高<145 cm者易合并均小骨盆,脊柱侧突或跛行者可伴偏斜骨盆畸形。骨骼粗壮、颈部较短者易伴漏斗型骨盆。米氏菱形窝对称但过扁者易合并扁平骨盆、过窄者易合并中骨盆狭窄,两髂后上棘对称突出且狭窄者往往是类人猿型骨盆特征,米氏菱形窝不对称、一侧髂后上棘突出者则偏斜骨盆可能性大。

3.腹部检查

初产妇呈尖腹、经产妇呈悬垂腹者,往往可能有骨盆上口狭窄。临产后还应充分评估头盆关系,胎头跨耻征阳性,表示头盆不称。提示有骨盆相对性或绝对性狭窄可能,头盆是否相称还与骨盆倾斜度和胎方位相关。

4.骨盆评估

除测量骶耻外径和坐骨结节间径外,还应注意检查耻骨弓角度、对角径、坐骨切迹宽度、坐骨棘内突程度、骶凹曲度及骶尾关节活动度等,以便充分预测骨盆各平面的狭窄程度。

5.胎位及产程动态监测

初产妇临产后胎头尚未衔接或呈臀先露、肩先露等异常胎先露,或头先露呈不均倾位衔接,或胎头内旋转受阻,以及产力、胎位正常而产程进展缓慢时,均提示有狭窄骨盆可能,应根据头盆相称程度确定是否可经阴道试产。

(四)狭窄骨盆对产程及母儿的影响

1.对产程的影响

狭窄骨盆使产程延长及停滞。入口狭窄使潜伏期及活跃期均延长或停滞;中骨盆狭窄可使胎头下降延缓、停滞,活跃期及第二产程延长;出口狭窄使第二产程延长及胎头下降停滞。

2.对产妇的影响

入口狭窄使异常胎先露发生率增加,中骨盆狭窄易致胎方位异常。胎先露部下降受阻多导致继发性宫缩乏力,产程延长,使手术产及产后出血增多;产道受压过久,可形成尿瘘或粪瘘;伴宫缩过强形成病理缩复环,可致子宫破裂;因滞产阴道检查次数增多,产褥感染机会增加。

3.对胎儿的影响

入口狭窄使胎头高浮或胎膜早破,增加脐带先露及脐带脱垂机会;胎头内旋转及下降受阻,在产道受压过久,强行通过狭窄产道或手术助产,易引起新生儿颅内出血及其他产伤、感染等。

(五)狭窄骨盆分娩处理

1.骨盆上口平面狭窄的处理

(1)骶耻外径 16.5～17.5 cm、骨盆上口前后径 8.5～9.5 cm、胎头跨耻征可疑阳性,相对骨盆上口平面狭窄,若产妇一般状况及产力良好,足月胎儿体重<3 000 g,胎位、胎心正常时,当破膜后子宫颈口扩张≥6 cm后,试产时间以 4～

6 小时为宜。产程仍无进展或出现胎儿窘迫征象，应及时行剖宫产术。

（2）骶耻外径≤16.0 cm、骨盆上口前后径≤8.0 cm、胎头跨耻征阳性，绝对骨盆上口平面狭窄，足月活胎应行剖宫产术。

2.中骨盆平面狭窄的处理

中骨盆平面狭窄容易导致持续性枕后位或枕横位，多为活跃期停滞及第二产程延长、继发性宫缩乏力。若宫口开全初产妇已 2 小时，经产妇已 1 小时以上，胎头双顶径达到坐骨棘水平或更低，可以徒手转胎位，加强产力，可阴道分娩或阴道助产；胎头双顶径仍在坐骨棘水平以上，或伴有胎儿窘迫征象，应行剖宫产术。

3.骨盆下口平面狭窄的处理

骨盆下口平面狭窄不应阴道试产。

4.骨盆 3 个平面均狭窄的处理

在胎儿小、产力好、胎位及胎心正常的情况下可试产。头盆不称，胎儿较大时，应当施行剖宫产。

5.畸形骨盆的处理

应根据畸形骨盆种类、狭窄程度、胎儿大小及产力等情况具体分析。畸形严重、头盆明显不称者，应及时行剖宫产术。

二、软产道异常

软产道异常同样可致异常分娩，但少见。软产道异常可由先天发育异常及后天疾病因素引起。

（一）先天发育异常

1.阴道横隔

横隔厚会直接阻碍胎先露部下降使产程停滞，需剖宫产分娩；若横隔薄会随胎先露部下降被进一步撑薄，通过横隔孔查及逐渐开大的宫口，在确认为横隔后，可在直视下以小孔为中心将横隔"X"形切开，待胎盘娩出后用可吸收线间断或连续锁边缝合残端。

2.阴道纵隔

阴道纵隔伴有双子宫颈者，纵隔被推向对侧，分娩多无阻碍；发生于单子宫颈者，可在分娩时切断挡在胎先露部前方的纵隔，产后用可吸收线间断或连续锁边缝合残端。若在孕前已确诊，可先行矫形术。

(二)软产道瘢痕

1.子宫下段瘢痕

随着初产妇剖宫产率升高,使子宫下段的手术瘢痕者增多。瘢痕子宫再孕分娩时有瘢痕破裂的危险,使重复剖宫产机会相应增加。但并非所有曾行剖宫产的妇女再孕后均须剖宫产,需视前次剖宫产术式、指征、术后有无感染、术后再孕间隔时间、既往剖宫产次数,以及本次妊娠临产后产力、产道及胎儿相互适应情况等综合分析决定是否剖宫产后阴道分娩(vaginal birth after caesarean,VBAC)。若前次剖宫产切口为子宫下段横切口,再孕后阴道试产成功率高;但若前次术式为子宫上段纵切口或 T 形切口、术后有感染、前次剖宫产次数≥2 次、巨大子宫肌瘤穿透子宫黏膜剔除术后者不宜试产。

2.子宫颈瘢痕

子宫颈慢性炎症经冷冻、高频电刀或手术锥形切除治疗或子宫颈内口松弛经环扎手术治疗,子宫颈坚硬、子宫颈水肿均可使子宫颈局部形成瘢痕、挛缩、狭窄或缺乏弹性,影响子宫颈扩张。可静脉注射地西泮 10 mg 或宫旁两侧注入0.5%利多卡因 10 mL 软化子宫颈治疗,如无效应剖宫产分娩。

3.阴道瘢痕

若瘢痕不严重且位置低时,可行会阴后-侧切开术后阴道分娩;若瘢痕严重,曾行生殖道瘘修补术或瘢痕位置高时,均应行剖宫产术。

(三)其他

阴道尖锐湿疣:可因阴道分娩感染新生儿患喉乳头状瘤,若为女婴亦可患生殖道湿疣。另外,外阴及阴道的尖锐湿疣在妊娠期生长迅速,病灶易扩散,病变部位组织质脆,阴道分娩易致软产道裂伤及感染,以行剖宫产为宜。

第三节 胎 位 异 常

胎位异常包括头先露异常、臀先露及肩先露等。头先露异常最常见,以胎头为先露的难产,又称头位难产。

一、持续性枕后位、枕横位

正常分娩时,胎头双顶径抵达中骨盆平面时完成内旋转动作,胎头得以最小径线通过骨盆最窄平面顺利经阴道分娩。临产后凡胎头以枕后位或枕横位衔接,经充分试产,胎头枕部仍位于母体骨盆后方或侧方,不能转向前方致使分娩发生困难者,称为持续性枕后位或持续性枕横位,约占分娩总数的5%。

(一)原因

1.骨盆异常

男型骨盆与类人猿型骨盆多有中骨盆狭窄,阻碍胎头内旋转,容易发生持续性枕后位或枕横位。扁平骨盆及均小骨盆容易使胎头以枕横位衔接,俯屈不良影响内旋转,使胎头枕横位嵌顿在中骨盆形成持续性枕横位。

2.其他

子宫收缩乏力、前置胎盘、胎儿过大或过小及胎儿发育异常等均可影响胎头俯屈及内旋转,造成持续性枕后位或枕横位。

(二)诊断

1.临床表现

临产后胎头枕后位衔接影响胎头俯屈及下降,进而不能有效扩张子宫颈及影响内源性缩宫素释放,易致低张性宫缩乏力。胎儿枕部压迫产道,产妇会有肛门坠胀及排便感,宫口尚未开全时过早屏气,第二产程腹肌收缩乏力使胎头下降延缓或停滞,产程延长。在阴道口见到胎发,多次宫缩时屏气胎头不继续下降,应考虑可能是持续性枕后位。

2.腹部检查

胎背偏向母体后方或侧方,前腹壁触及胎儿肢体,且在胎儿肢体侧容易听及胎心。

3.阴道(肛门)检查

枕后位时盆腔后部空虚。持续性枕横位时矢状缝与骨盆横径一致,前后囟分别位于骨盆两侧后方,因胎头俯屈差,前囟常低于后囟。若宫口开全,因胎头产瘤触不清颅缝及囟门时,可借助胎儿耳郭及耳屏位置判定胎方位。

4.超声检查

超声探测胎头枕部及眼眶方位即可明确诊断。

(三)分娩机制

在无头盆不称时,多数枕后位及枕横位在强有力的宫缩作用下,可使胎头枕部向前旋转90°～135°成为枕前位。在分娩过程中,若不能自然转为枕前位者,其分娩机制如下。

1.枕后位

枕左(右)后位内旋转时向后旋转 45°,使矢状缝与骨盆前后径相一致,胎儿枕部朝向骶骨成正枕后位,其分娩方式有以下两种。

(1)胎头俯屈较好:继续下降前囟抵达耻骨联合下,以前囟为支点,胎头继续俯屈,自会阴前缘先娩出顶部及枕部,随后胎头仰伸再自耻骨联合下相继娩出额、鼻、口、颏。此种分娩方式为枕后位经阴道助产最常见的方式。

(2)胎头俯屈不良:胎头额部先露,当鼻根抵达耻骨联合下时,以鼻根为支点,胎头先俯屈,使前囟、顶部及枕部相继从会阴前缘娩出,随后胎头仰伸自耻骨联合下相继娩出额、鼻、口及颏。因胎头以较大的枕额周径旋转,这种分娩方式较前者困难,除少数产力好、胎儿小能以正枕后位自然娩出外,多数需阴道助娩。

2.枕横位

部分枕横位于下降过程中内旋转受阻,或枕后位仅向前旋转 45°成为持续性枕横位时,多需用手或胎头吸引器(或产钳)将胎头转成枕前位经阴道娩出。

(四)对产程及母儿的影响

1.对产程的影响

持续性枕后(横)位容易导致胎头下降延缓及停滞。处理不及时会导致第二产程延长,甚至滞产。

2.对母体的影响

容易继发性宫缩乏力及产程延长。若产道受压过久因膀胱麻痹可致尿潴留,甚至发生生殖道瘘。阴道助产增多,产道裂伤、产后出血及产褥感染机会增加。

3.对胎儿的影响

由于产程延长及手术助产机会增多,易致胎儿窘迫、新生儿窒息及产伤等,使围生儿病死率增高。

(五)处理

若骨盆无异常、胎儿不大,可试产。

1.第一产程

密切观察产程进展及胎心变化,防止产妇过早屏气用力,防止子宫颈前唇水肿及体力消耗;产妇取胎背对侧卧位,促进胎头俯屈、下降及向前旋转,充分试产。宫缩乏力时,可静脉滴注缩宫素;宫口开大 6 cm 以上,可行人工破膜,观察羊水性状,促进产程进展。若经过上述处理效果不佳,宫口开大<1 cm/h 或无

进展或试产过程中出现胎儿窘迫,均应行剖宫产术。

2.第二产程

发现胎头下降延缓及停滞时,应及时行阴道检查确定胎方位,发现胎头呈枕后位或枕横位时,应指导产妇配合宫缩、屈髋加腹压用力,以此方式减小骨盆倾斜度、增加胎轴压,使胎先露部充分借助肛提肌收缩力转至枕前位。亦可在宫缩时上推胎头前囟侧助其充分俯屈,解除枕额径嵌顿使其以枕下前囟径顺利完成内旋转后通过产道自然分娩。若经上述处置仍无进展或进展缓慢或第二产程初产妇2小时,经产妇1小时,应行阴道检查。若S≥+3(双顶径已达坐骨棘及以下)时,用手转胎头(图6-4)或用胎头吸引器(或产钳)辅助将胎头转至枕前位后阴道助娩。若转至枕前位困难,亦可转至正枕后位产钳助娩。枕后位时胎头俯屈差,往往以枕额径娩出,宜行较大的会阴后-侧切开术娩出胎儿,以防产道裂伤。若第二产程延长,而胎头双顶径仍在坐骨棘以上,或第二产程S<+3伴胎儿窘迫时,均宜剖宫产分娩。

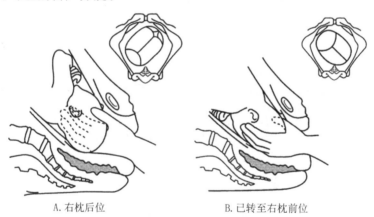

A.右枕后位   B.已转至右枕前位

图 6-4　手转胎头内旋转

3.第三产程

应做好新生儿复苏抢救准备,防治产后出血。有软产道裂伤者,应及时修补,并给予抗生素预防感染。

二、胎头高直位

胎头以不屈不仰姿势衔接于骨盆上口,其矢状缝与骨盆上口前后径相一致时,称为胎头高直位。胎头高直位包括以下几种。①高直前位:指胎头枕骨向前靠近耻骨联合者,又称枕耻位;②高直后位:指胎头枕骨向后靠近骶岬者,又称枕骶位,约占分娩总数的1.08%。

(一)诊断

1.临床表现

临产后胎头迟迟不下降或下降缓慢,宫口扩张缓慢,产程延长。高直前位时,胎头入盆困难,活跃期早期宫口扩张延缓或停滞。高直后位时,胎头不能通过骨盆上口,不下降,先露部高浮,活跃期早期延缓或停滞,即使宫口开全,胎头高浮易发生滞产、先兆子宫破裂,甚至子宫破裂。

2.腹部检查

胎头高直前位时,腹前壁被胎背占据,触不到胎儿肢体,胎心位置稍高在近腹中线。高直后位时,腹前壁被胎儿肢体占据,有时可能在耻骨联合上方触及胎儿下颏。

3.阴道检查

胎头矢状缝在骨盆上口的前后径上,其偏斜度不应超过15°。高直前位时后囟在前、前囟在后,反之则为高直后位(图6-5)。因胎头嵌顿于骨盆上口,宫口很难开全,常停滞在3~5 cm。

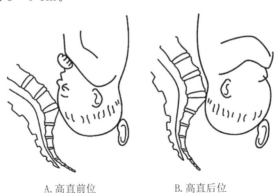

A.高直前位　　　　　B.高直后位

图6-5　胎头高直位

4.超声检查

高直后位时可在耻骨联合上方探及眼眶反射;高直前位时在母亲腹壁正中探及胎儿脊柱反射。高直前位及高直后位胎头双顶径均与骨盆上口横径一致。

(二)分娩机制

高直前位临产后,胎头极度俯屈,以枕骨下部支撑在耻骨联合处,额、顶、颏转向骶岬。首先是前囟滑过骶岬,然后额沿骶骨下滑入盆,待胎头极度俯屈姿势纠正后,不需内旋转,可按枕前位分娩。相反,高直后位时胎儿脊柱与母体脊柱相贴,胎头枕部嵌顿在骶岬上方,妨碍胎头俯屈及下降,使胎头高浮无法入盆,很难经阴道分娩。

(三)处理

高直前位时,应给予阴道试产机会,加强产力同时指导其侧卧或半卧位,促进胎头衔接、下降。若试产失败或伴明显骨盆狭窄,确诊高直后位应行剖宫产术。

三、前不均倾位

枕横位入盆的胎头侧屈以其前顶骨先入盆,称为前不均倾位。前不均倾位是导致异常分娩的异常胎位的因素,发生率为 0.50%～0.81%。

(一)诊断

1.临床表现

因后顶骨不能入盆,使胎头下降停滞,产程延长。若膀胱颈受压于前顶骨与耻骨联合之间,使产妇过早出现排尿困难及尿潴留。

2.腹部检查

临产早期,于耻骨联合上方可扪及胎头顶部。随前顶骨入盆胎头折叠于胎肩之后,使在耻骨联合上方不易触及胎头,形成胎头已衔接入盆的假象。

3.阴道检查

胎头矢状缝在骨盆上口横径上,矢状缝向后移靠近骶岬侧,盆腔后半部空虚,前顶骨紧嵌于耻骨联合后方,子宫颈前唇受压出现水肿,尿道受压不易插入导尿管。

(二)分娩机制

前不均倾位时,因耻骨联合后面直而无凹陷,前顶骨紧紧嵌顿于耻骨联合后,使后顶骨无法越过骶岬而入盆,故需剖宫产结束分娩(图 6-6)。

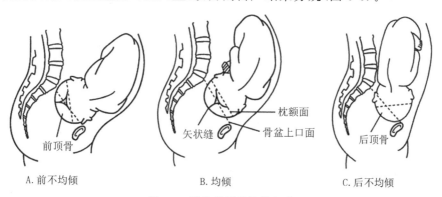

A.前不均倾　　　　　B.均倾　　　　　C.后不均倾

图 6-6　胎头前不均倾位入盆

（三）处理

临产后早期，产妇宜取坐位或半卧位，以减小骨盆倾斜度，尽量避免胎头以前不均倾位衔接。一旦确诊为前不均倾位，除个别胎儿小、宫缩强、骨盆宽大给予短时间试产外，均应尽快行剖宫产术。

四、臀先露

臀先露是产前最常见且最容易诊断的一种异常胎位，占足月分娩总数的3%～4%。臀先露以骶骨为指示点，有骶左前、骶左横、骶左后、骶右前、骶右横及骶右后6种胎方位。

（一）原因

1.胎儿发育因素

胎龄越小臀先露发生率越高，如晚期流产儿及早产儿臀先露高于足月产儿。臀先露于妊娠28～32周间转为头先露，并相对固定胎位。另外，无论早产还是足月产臀先露时先天畸形如无脑儿、脑积水等及低出生体重发生率头先露的2.5倍。

2.胎儿活动空间因素

胎儿活动空间过大或过小均可导致臀先露。

（1）双胎及多胎妊娠，臀先露发生率远较单胎妊娠时高。

（2）羊水过多及羊水过少，亦因胎儿活动范围过大或过小而使臀先露发生率高。此两种情况也可能与胎儿发育异常有关。

（3）经产妇腹壁过于松弛或子宫畸形，如单角子宫、纵隔子宫使胎儿活动受限，均易导致臀先露。

（4）脐带过短尤其合并胎盘附着宫底，或胎盘植入一侧宫角，以及前置胎盘时易合并臀先露。

（5）骨盆狭窄、盆腔肿瘤（如子宫下段或子宫颈肌瘤等）阻碍产道时，也可导致臀先露。

（二）分类

根据胎儿双下肢所取的姿势分为3类：单臀先露、完全臀先露及不完全臀先露。

1.单臀先露

胎儿双髋关节屈曲、双膝关节伸直，先露为胎儿臀部时，称单臀先露，又称腿直臀先露。最多见。

2.完全臀先露

胎儿双髋关节及膝关节均屈曲,先露为胎儿臀部及双足时,称为完全臀先露,又称混合臀先露。较多见。

3.不完全臀先露

不完全臀先露指胎儿以一足或双足、一膝或双膝、一足一膝为先露。膝先露是暂时的,产程开始后常转为足先露。较少见。

(三)诊断

1.临床表现

妊娠晚期胎动时孕妇常有季肋部受顶胀痛感,临产后因胎足及胎臀不能充分扩张子宫颈及刺激宫旁、盆底神经丛,容易导致宫缩乏力及产程延长。足先露时容易发生胎膜早破及脐带脱垂。

2.腹部检查

宫底部可触及圆而硬、按压时有浮球感的胎头。在腹部一侧可触及宽而平坦的胎背、腹部对侧可触及小肢体。若未衔接,在耻骨联合上方可触及不规则、宽而软的胎臀;若胎儿粗隆间径已入盆则胎臀相对固定不动。听诊胎心在脐左(或右)上方胎背侧响亮。

3.阴道检查

子宫颈扩张 2 cm 以上且胎膜已破时,可触及胎臀的结构,如肛门、坐骨结节及骶骨等。应与面先露鉴别,准确触诊骶骨对确诊胎方位很重要。在完全臀先露时可触及胎足,通过姆趾的方位可帮助判断是左足还是右足;需与胎手鉴别(图 6-7)。进一步下降可触及外生殖器,当不完全臀先露触及胎儿下肢时应注意有无脐带同时脱出。

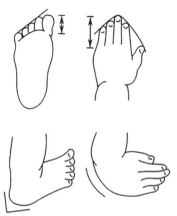

图 6-7 胎手与胎足的鉴别

4.超声检查

超声检查可确诊臀先露的种类,如单臀先露时可探及双膝关节呈伸直状态。臀先露时胎儿畸形率高于头先露,应探查胎儿有无异常,以及胎盘、子宫等有无异常。

(四)分娩机制

以骶右前位为例,分娩机制分述如下(图 6-8)。

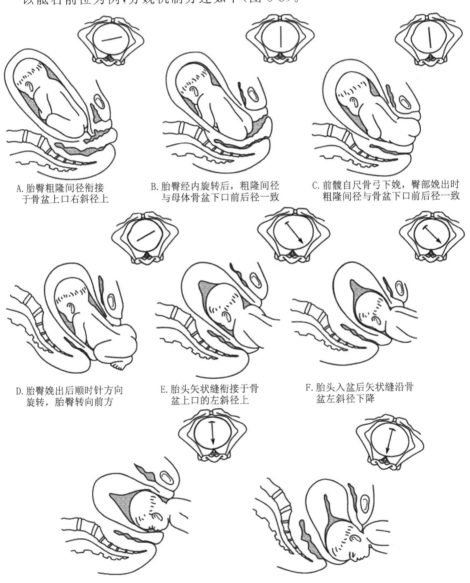

图 6-8 臀先露的分娩机制

1.胎臀娩出

临产后,胎臀以粗隆间径衔接于骨盆上口右斜径上。前臀下降较快,当其遇到盆底阻力时向母体的右侧前方旋转45°,使前臀转向耻骨联合后方,此时,粗隆间径与母体骨盆下口前后径一致。胎臀继续下降,胎体适应产道侧屈,后臀先自会阴前缘娩出,胎体稍伸直,使前臀在耻骨弓下娩出。胎腿及胎足随胎臀自然娩出或在医师协助下娩出。

2.胎肩娩出

胎臀娩出后,轻度向左外旋转。随着胎背转向前方胎儿双肩径衔接在骨盆上口右斜径上,胎肩快速下降同时前肩向右旋转45°,使双肩径与骨盆下口前后径相一致、前肩转至耻骨弓下,胎体顺产道侧屈,使后肩及后上肢先自会阴前缘娩出,再侧伸使前肩及前上肢从耻骨弓下娩出。

3.胎头娩出

当胎肩通过会阴时,胎头矢状缝衔接于骨盆上口的左斜径或横径上。当胎头枕骨达骨盆底时向左前方行内旋转,使枕骨朝向耻骨联合。当枕骨下凹抵达耻骨弓下时,以此处为支点,胎头继续俯屈使颏、面及额部相继自会阴前缘娩出,随后枕骨自耻骨弓下娩出。

(五)对产程及母儿的影响

1.对产程的影响

因胎臀周径小于胎头,影响子宫颈扩张进程,容易发生活跃期延长及停滞。

2.对母体的影响

臀先露因胎臀形状不规则,对前羊膜囊压力不均匀,易胎膜早破,增加产褥感染机会。臀先露部扩张子宫颈及刺激宫旁神经丛的张力不如头先露,易导致继发性宫缩乏力及产后出血。宫口未开全时,强行牵拉容易导致软产道损伤。

3.对胎儿及新生儿的影响

臀先露容易发生胎膜早破,早产儿、低体重儿及低阿普加(Apgar)评分儿增多,脐带脱垂围生儿病死率是头先露的10倍。胎头需变形方可通过骨盆,当脐带受压于胎头与子宫颈、盆壁间,导致胎儿低氧血症及酸中毒的发生,严重者延续为新生儿窒息。胎体娩出时宫口未必开全,而此时强行娩出胎头易直接损伤胎头及头颈部神经肌肉,导致颅内出血、臂丛神经麻痹、胸锁乳突肌血肿及死产。

(六)处理

1.妊娠期

妊娠30周前,臀先露多能自行转为头先露,不需处理。若妊娠30周后仍为臀先露应予矫正。矫正方法有以下几种。

(1)胸膝卧位:孕妇排空膀胱,松解裤带,胸膝卧位如图 6-9 所示,每天 2～3 次,每次 15 分钟,连做 1 周后复查。该体位可使胎臀退出盆腔,以利胎儿借助重心改变自然完成头先露的转位。亦可取胎背对侧侧卧,通过促进胎儿俯屈转位。

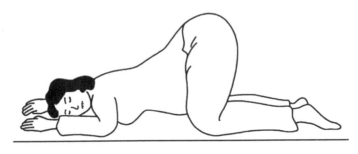

图 6-9　胸膝卧位

(2)激光照射或艾灸至阴穴(足小趾外侧趾甲角旁 0.1 寸),每天 1 次,每次 15～30 分钟,5～7 次为 1 个疗程。

(3)外转胎位术:上述方法无效、腹壁松弛的孕妇,宜在妊娠 32～34 周后进行。外转胎位术有诱发胎膜早破、胎盘早剥及早产等危险,应慎用。主要禁忌证:胎儿异常(包括发育异常及胎心异常等)、瘢痕子宫、胎膜已破、产程活跃期、前置胎盘及前壁附着胎盘,以及羊水过少或过多等。施术必须在有条件行紧急剖宫产术的条件下进行。行外转胎位术前半小时口服利托君 10 mg,施术时最好在超声及胎心电子监测下进行。孕妇平卧,露出腹壁,查清胎位,听胎心率,操作步骤包括松动胎先露部和转胎,如图 6-10 所示。

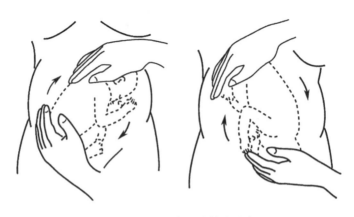

图 6-10　臀先露外转胎位术

2.分娩期

临产初期应根据产妇年龄、胎产次、骨盆类型、胎儿大小、胎儿是否存活及发育是否正常、臀先露类型,以及有无并发症等,对分娩方式作出正确判断与选择。

(1)剖宫产:狭窄骨盆、软产道异常、预测胎儿体重>3 500 g或胎头双顶径>9.5 cm、胎头仰伸位、足先露、高龄初产、既往有难产史及新生儿产伤史、胎膜早破、胎儿窘迫等,均应行剖宫产。

(2)经阴道分娩:应当注意骨盆正常,孕龄≥36周,单臀先露,胎儿体重<3 500 g,无胎头仰伸,一旦决定经阴道分娩者应做如下处理。

第一产程:防止胎膜过早破裂,产妇取侧卧位,禁止灌肠、少做肛门检查及阴道检查,不用缩宫素引产。一旦破膜,立即听胎心,检查有无脐带脱垂。如发现有脐带脱垂,宫口未开全,胎心好,应立即行剖宫产术;如无脐带脱垂,严密观察胎心及产程进展。当宫缩时在阴道外口见胎足,此时子宫颈口往往仅扩张4～5 cm。为使子宫颈扩张充分,应消毒外阴后用无菌巾以手掌在宫缩时堵住阴道口,见图6-11;使胎儿屈膝屈髋促其臀部下降,起到充分扩张子宫颈和阴道的作用,有利于胎儿娩出。在"堵"的过程中,应每隔10～15分钟听胎心1次,并注意子宫颈口是否开全,做好接产准备。

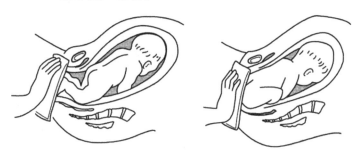

图6-11　堵臀助子宫颈扩张

第二产程:接产前应导尿,初产妇应行会阴后-侧切开术。有3种分娩方式。①自然分娩:胎儿不牵拉自然娩出,极少见,仅见于经产妇、胎儿小、宫缩强、骨产道宽大者。②臀助产术:胎臀自然娩出至脐部后,由接产者协助胎肩及胎头娩出(图6-12、图6-13),即术者右手握持上提胎儿双足,使胎体向上侧屈后肩显露于会阴前缘,术者左手示指、中指伸入阴道顺胎儿后肩及上臂滑行屈其肘关节,使上举胎手按洗脸样动作顺胸前滑出阴道。同时后肩娩出,再向下侧伸胎体使前肩自然由耻骨弓下娩出,此为滑脱法助娩胎肩。也可用双手握持胎臀,逆时针方向旋转胎体同时稍向下牵拉,先将前肩娩出于耻骨弓下,再顺时针方向旋转娩出后肩,此为旋转胎体法助娩胎肩。胎肩及上肢全部娩出后,将胎背转向前方,胎体骑跨在术者左前臂上,同时术者左手中指伸入胎儿口中,示指及无名指扶于两侧上颌骨,术者右手中指压低胎头枕骨助其俯屈,示指和无名指置于胎儿两侧锁骨上(避开锁骨上窝),先向下方牵拉至胎儿枕骨结节抵于耻骨弓下时,再将胎体上举,以枕部为支点,使胎儿下颏、口、鼻、眼及额相继娩出。上述方式助娩胎头困难时,可用后出胎头产钳术助产分娩。产钳助娩可避免用手强力牵拉所致的胎儿颈椎脱臼、锁骨骨折及胸锁乳突肌血肿等损伤,但需将产钳头弯扣在枕颏径上,并使胎头充分俯屈后娩出。③臀牵引术:胎儿全部由接产者牵拉娩出,一般情况下因胎儿损伤大应禁用。

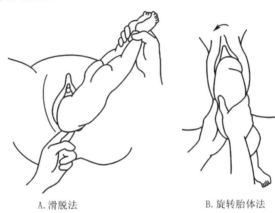

A.滑脱法　　　　　　　　　　　　B.旋转胎体法

图 6-12　臀位助产助娩胎肩

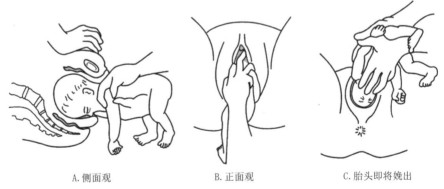

A.侧面观　　　　　　　B.正面观　　　　　　C.胎头即将娩出

图 6-13　臀位助产助娩胎头

臀位分娩时应注意:脐部娩出后一般应于 8 分钟内结束分娩,以免因脐带受压而致死产;胎头娩出时不应猛力牵拉,以防胎儿颈部过度牵拉造成臂丛神经麻痹及颅骨剧烈变形引起大脑镰及小脑幕等硬脑膜撕裂而致颅内出血。

第三产程:应积极抢救新生儿窒息及预防产后出血。行手术操作及有软产道损伤时,应及时检查并缝合,给予抗生素预防感染。

五、肩先露

胎先露部为肩,称为肩先露。此时胎体纵轴与母体纵轴相垂直,胎体横卧于骨盆上口之上。占妊娠足月分娩总数的 0.25%。以肩胛骨为指示点,有肩左前、肩左后、肩右前、肩右后 4 种胎方位。

(一)原因

与臀先露相类似,但不完全相同。主要见于:①多产妇腹壁过度松弛,如悬垂腹时子宫前倾使胎体纵轴偏离骨产道,斜向一侧或呈横产式;②未足月胎儿,尚未转至头先露时;③胎盘前置,阻碍胎体纵轴衔接;④子宫畸形或肿瘤,阻碍胎头衔接;⑤羊水过多;⑥骨盆狭窄。

(二)诊断

1.腹部检查

子宫呈横椭圆形,子宫底高度低于妊娠周数,宫底部触不到胎头或胎臀,耻骨联合上方空虚;宫体横径增宽,一侧触到胎头,另侧触到胎臀。肩前位时,胎背朝向母体腹壁,触之平坦;肩后位时,胎儿肢体朝向母体腹壁,触及不规则的小肢体。在脐周两侧胎心听诊最清晰。

2.阴道(肛门)检查

宫口扩张胎膜已破的情况下行阴道检查方能确诊。阴道检查可触及胎儿肩胛骨、肋骨及腋窝等。腋窝尖端指向胎儿头端,据此可决定胎头在母体左或右侧。肩胛骨朝向后方为肩后位,朝向前方为肩前位。若胎手已脱出于阴道口外,可用握手法鉴别是胎儿左手或右手,并帮助判断胎方位。可运用前反后同原则:如肩左前位时脱出的是右手,只能与检查者的右手相握;肩左后位时脱出的是左手,检查者只能用左手与之相握;肩右前位、肩右后位类推。

3.超声检查

通过胎头、脊柱、胎心等检测,能准确诊断肩先露,并能确定具体胎方位。

(三)对产程及母儿的影响

1.对产程的影响

肩先露时胎体嵌顿于骨盆上方,使子宫颈不能开全,产程常停滞于活跃期早期。若双胎妊娠第一儿娩出后,第二儿发生肩先露时(如未及时处理),可致第二产程延长及胎先露部下降停滞。

2.对母体的影响

肩先露很难有效扩张子宫下段及子宫颈内口,易致宫缩乏力;对前羊膜囊压力不均又易导致胎膜早破,破膜后子宫腔容积缩小,胎体易被宫壁包裹、折叠;随着产程进展胎肩被挤入骨盆上口,胎儿颈部进一步侧屈使胎头折向胎体腹侧,嵌顿在一侧髂窝,胎臀则嵌顿在对侧髂窝或折叠在子宫腔上部,胎肩先露侧上肢脱垂入阴道,形成嵌顿性(忽略性)肩先露,直接阻碍产程进展,导致产程停滞。此时若宫缩过强,可形成病理缩复环,有子宫破裂的危险。嵌顿性肩先露时,妊娠足月无论活胎或死胎均无法经阴道自然娩出,产妇手术产及术中术后出血、感染等机会增加。

3.对胎儿的影响

胎先露部不能有效衔接,若胎膜早破可致脐带及上肢脱垂,直接增加胎儿窘迫甚至死产机会。妊娠足月活胎均需手术助产,若处理不及时,形成嵌顿性肩先露时,增加手术助产难度,使分娩损伤机会增加。肩先露也是对胎儿最不利的胎位。

(四)处理

1.妊娠期

定期产前检查,发现肩先露应纠正,纠正方法同臀先露。若纠正未遂,应提前住院待产。

2.分娩期

应根据胎产次、胎儿大小、胎儿是否存活、子宫颈扩张程度、胎膜是否破裂及有无并发症等,综合判断决定分娩方式。

(1)初产妇足月活胎:临产时应行剖宫产术,有产科指征者,应行择期剖宫产术。

(2)经产妇足月活胎:一般情况下首选剖宫产分娩;若胎膜已破,羊水未流尽,宫口开大5 cm以上,胎儿不大,亦可在全身麻醉下行内转胎位术,以臀先露分娩。

(3)双胎妊娠足月活胎:阴道分娩时,第一胎儿娩出后未及时固定第二胎儿胎位,由于子宫腔容积骤减使第二胎儿变成肩先露时,应立即行内转胎位术,使第二胎儿转成臀先露娩出。

(4)出现先兆子宫破裂或子宫破裂征象:不论胎儿死活,为抢救产妇生命,均应行剖宫产术;子宫已破裂若破口小、无感染者可保留子宫行破口修补术,否则应切除子宫。

(5)胎儿已死、无先兆子宫破裂:可在全麻下行断头术或除脏术。术后常规检查子宫颈等软产道有无裂伤,损伤应及时给予修补,并预防产后出血及产褥感染。

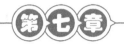

分娩并发症

第一节　羊　水　栓　塞

羊水栓塞（amniotic fluid embolism，AFE）是指羊水进入母体血液循环，引起的急性肺栓塞、休克、弥散性血管内凝血、肾衰竭甚至骤然死亡等一系列病理生理变化过程。羊水栓塞以起病急骤、病情凶险、难以预料、病死率高为临床特点，是极其严重的分娩期并发症。

1926 年，梅金（Megarn）首次描述了 1 例年轻产妇在分娩时突然死亡的典型症状，直到 1941 年，斯坦纳（Steiner）和卢施堡（Luschbaugh）等在患者血液循环中找到羊水有形成分，才命名此病为羊水栓塞。近年的研究认为羊水栓塞与一般的栓塞性疾病不同，而与过敏性疾病更相似，故建议将羊水栓塞更名为妊娠过敏样综合征。

羊水栓塞的发病率国外为 2.0/10 万，我国为 2.18/10 万～5.00/10 万。足月妊娠时发生的羊水栓塞，孕产妇病死率高达 70%～80%，占我国孕产妇死亡总数的 4.6%。羊水栓塞的临床表现主要是迅速出现、发展极快的心肺功能衰竭及肺水肿，继之以因凝血功能障碍而发生大出血及急性肾衰竭。以上表现常是依次出现的，而急性心肺功能衰竭的出现十分迅速而严重，半数以上的患者在发病 1 小时内死亡，以致抢救常不能奏效。症状出现迅速者，甚至距离死亡的时间仅数分钟，所以仅 40% 的患者能活至大出血阶段。但也有少数患者（10%）在阴道分娩或剖宫产后 1 小时内，不经心肺功能衰竭及肺水肿阶段直接进入凝血功能障碍所致的大量阴道出血或伤口渗血阶段，这种情况称为迟发性羊水栓塞（delayed AFE）。至于中期妊娠引产时亦可出现羊水栓塞，妊娠期早，羊水内容物很少，因此症状轻，治疗的预后好。

一、病因

羊水栓塞的病因与羊水进入母体循环有关是研究者们的共识,但是对致病机制的看法则有所不同,晚期妊娠时,羊水中水分占 98%,其他为无机盐、糖类及蛋白质,如清蛋白、免疫球蛋白 A 及免疫球蛋白 G 等,此外尚有脂质如脂肪酸,以及胆红素、尿素、肌酐、各种激素和酶。如果已进入产程,羊水中还含有在产程中产生的大量的各种前列腺素,但重要的是还有胎脂块,自胎儿皮肤脱落下的鳞形细胞、毳毛及胎粪,在胎粪中含有大量的组胺、玻璃酸质酶。很多研究者认为这一类有形物质进入血流是在羊水栓塞中引起肺血管机械性阻塞的主要原因。而产程中产生的前列腺素类物质进入人体血流,由于其缩血管作用,加强了羊水栓塞病理生理变化的进程。值得注意的是羊水中物质进入母体的致敏问题也成为人们关注的焦点,人们早就提出羊水栓塞的重要原因之一就是羊水所致的过敏性休克。在 20 世纪 60 年代,一些研究者发现在子宫的静脉内出现鳞形细胞,但患者无羊水栓塞的临床症状。另外,又有一些患者有典型的羊水栓塞的急性心肺功能衰竭及肺水肿症状,而尸检时并未找到羊水中所含的胎儿物质。克拉克(Clark)等在 46 例羊水栓塞病例中发现有 40% 患者有药物过敏史,基于以上理由,Clark 认为过敏可能也是导致发病的主要原因,他甚至建议用妊娠过敏样综合征,以取代羊水栓塞这个名称。

Clark 认为羊水栓塞的表现与过敏及中毒性休克(内毒素性)相似,这些进入循环的物质,通过内源性介质,诸如组胺、缓激肽、细胞活素、前列腺素、白三烯、血栓烷等导致临床症状的产生。不过,败血症患者有高热,羊水栓塞则无此表现。过敏性反应中经常出现的皮肤表现、上呼吸道血管神经性水肿等表现,羊水栓塞患者亦不见此表现。而且过敏性反应应先有致敏的过程,羊水栓塞患者则同样地可以发生在初产妇。所以也有人对此提出质疑。重要的是近几年中,有很多研究者着重研究了内源性介质在羊水栓塞发病过程中所起的作用。例如,阿格格米(Agegami)等对兔注射含有白三烯的羊水,兔经常以死亡为结局;若对兔先以白三烯的抑制剂预处理,则兔可免于死亡。基茨米勒(Kitzmiller)等则认为 PGF_2 在羊水栓塞中起了重要作用,PGF_2 只在临产后的羊水中可以测到,对注射 PGF 和妇女在产程中取得的羊水可以出现羊水栓塞的表现。马拉德尼(Maradny)等则认为在羊水栓塞复杂的病理生理过程中,血管内皮素使血流动力学受到一定影响,血管内皮素是人的冠状动脉和肺动脉及人类支气管强有力的收缩剂,对兔及培养中人上皮细胞给予人羊水处理后,血管上皮素水平升高,特别是在注射含有胎粪的羊水后升高更为明显,而注射生理盐水则无此表现。

Khong 等提出血管内皮素-1(endothelin-1)可能在羊水栓塞的发病上起一定作用,血管内皮素-1是一种强而有力的血管及支气管收缩物质。他们用免疫组织化学染色法证实在 2 例羊水栓塞死亡病例的肺小叶上皮、支气管上皮及小叶中巨噬细胞均有表达,其染色较浅,而在羊水中鳞形细胞有广泛表达。因此,血管上皮素可能在羊水栓塞的早期引起短暂的肺动脉高压的血流动力学变化。所以羊水栓塞的病因十分复杂,目前尚难以一种学说来解释其所有变化,故研究尚需不断深入。

(一)羊水进入母体的途径

进入母体循环的羊水量至今无人能计算,也无法计算,但羊水进入母体的途径有以下几种。

1.子宫颈内静脉

在产程中,子宫颈扩张使子宫颈内静脉有可能撕裂,或在手术扩张子宫颈、剥离胎膜时、安置内监护器引起子宫颈内静脉损伤,静脉壁的破裂、开放,是羊水进入母体的一个重要途径。

2.胎盘附着处或其附近

胎盘附着处有丰富的静脉窦,如胎盘附着处附近胎膜破裂,羊水则有可能通过此裂隙进入子宫静脉。

3.胎膜周围血管

如胎膜已破裂,胎膜下蜕膜血窦开放,强烈的宫缩亦有可能将羊水挤入血窦而进入母体循环。另外,剖宫产子宫切口也日益成为羊水进入母体的重要途径之一。Clark 所报告的 46 例羊水栓塞中,8 例在剖宫产刚结束时发生。吉伯(Gilbert)报告的 53 例羊水栓塞中,32 例(60%)有剖宫产史。

(二)羊水进入母体循环的条件

一般情况下,羊水很难进入母体循环。但若存在以下条件,羊水则有可能直接进入母体循环。

1.羊膜腔压力升高

多胎、巨大儿、羊水过多使子宫腔压力过高;临产后,特别是第二产程子宫收缩过强;胎儿娩出过程中强力按压腹部及子宫等,使羊膜腔压力明显超过静脉压,羊水有可能被挤入破损的微血管而进入母体血循环。

2.子宫血窦开放

分娩过程中各种原因引起的子宫颈裂伤可使羊水通过损伤的血管进入母体

血循环。前置胎盘、胎盘早剥、胎盘边缘血窦破裂时,羊水也可通过破损血管或胎盘后血窦进入母体血循环。剖宫产或中期妊娠钳刮术时,羊水也可从胎盘附着处血窦进入母体血循环,发生羊水栓塞。

3.胎膜破裂后

大部分羊水栓塞发生在胎膜破裂以后,羊水可从子宫蜕膜或子宫颈管破损的小血管进入母体血循环中。剖宫产或羊膜腔穿刺时,羊水可从手术切口或穿刺处进入母体血循环。

可见,羊膜腔压力升高、过强宫缩和血窦开放是发生羊水栓塞的主要原因。高龄产妇、经产妇、急产、羊水过多、多胎妊娠、过期妊娠、巨大儿、死胎、胎膜早破、人工破膜或剥膜、前置胎盘、胎盘早剥、子宫破裂、不正规使用缩宫素或前列腺素制剂引产、剖宫产、中期妊娠钳刮术等则是羊水栓塞的诱发因素。

二、病理生理

羊水进入母体循环后,通过多种机制引起机体的变态反应、肺动脉高压和凝血功能异常等一系列病理生理变化。

(一)过敏性休克

羊水中的抗原成分可引起Ⅰ型变态反应。在此反应中肥大细胞脱颗粒、异常的花生四烯酸代谢产物产生,包括白三烯、前列腺素、血栓素等进入母体血循环,导致过敏性休克,同时使支气管黏膜分泌亢进,导致肺的交换功能下降,反射性地引起肺血管痉挛。

(二)肺动脉高压

羊水中有形物质可直接形成栓子阻塞肺内小动脉,还可作为促凝物质促使毛细血管内血液凝固,形成纤维蛋白及血小板微血栓机械性阻塞肺血管,引起急性肺动脉高压。同时有形物质尚可刺激肺组织产生和释放 $PGF_{2\alpha}$、5-羟色胺、白三烯等血管活性物质,使肺血管反射性痉挛,加重肺动脉高压。羊水物质也可反射性引起迷走神经兴奋,进一步加重肺血管和支气管痉挛,导致肺动脉高压或心脏骤停。肺动脉高压又使肺血管灌注明显减少,通气和换气障碍,肺组织严重缺氧,肺毛细血管通透性增加,液体渗出,导致肺水肿、严重低氧血症和急性呼吸衰竭。肺动脉高压直接使右心负荷加重,导致急性右心衰竭。肺动脉高压又使左心房回心血量减少,则左心排出量明显减少,引起外周血循环衰竭,使血压下降产生一系列心源性休克症状,产妇可因重要脏器缺血而突然死亡。

(三)弥散性血管内凝血(DIC)

羊水中含有丰富的促凝物质,进入母血后激活外源性凝血系统,在血管内形成大量微血栓(高凝期),引起休克和脏器功能损害。同时羊水中含有纤溶激活酶,可激活纤溶系统,加上大量凝血因子被消耗,血液由高凝状态迅速转入消耗性低凝状态(低凝期),导致血液不凝及全身出血。

(四)多脏器功能衰竭

由于休克、急性呼吸循环衰竭和DIC等病理生理变化,常导致多脏器受累。以急性肾衰竭、急性肝功能衰竭和急性胃肠功能衰竭等多脏器衰竭常见。

三、临床表现

羊水栓塞发病特点是起病急骤、来势凶险。90%发生在分娩过程中,尤其是胎儿娩出前后的短时间内。少数发生于临产前或产后24小时以后。剖宫产术或妊娠中期手术过程中也可发病。在极短时间内可因心肺功能衰竭、休克导致死亡。典型的临床表现可分为3个渐进阶段。

(一)心肺功能衰竭和休克

因肺动脉高压引起心力衰竭和急性呼吸循环衰竭,而变态反应可引起过敏性休克。在分娩过程中,尤其是刚破膜不久,产妇突然发生寒战、烦躁不安、呛咳气急等症状,随后出现发绀、呼吸困难、心率加快、面色苍白、四肢厥冷、血压下降。由于中枢神经系统严重缺氧,可出现抽搐和昏迷。肺部听诊可闻及湿啰音,若有肺水肿,产妇可咯血性泡沫痰。严重者发病急骤,甚至没有先兆症状,仅惊叫一声或打一次哈欠后,血压迅速下降,于数分钟内死亡。

(二)DIC引起的出血

产妇渡过心肺功能衰竭和休克阶段,则进入凝血功能障碍阶段,表现为大量阴道流血、血液不凝固,切口及针眼大量渗血,全身皮肤黏膜出血,血尿甚至出现消化道大出血。产妇可因出血性休克死亡。

(三)急性肾衰竭

由于全身循环衰竭,肾脏血流量减少,出现肾脏微血管栓塞,肾脏缺血引起肾组织损害,表现为少尿、无尿和尿毒症征象。一旦肾实质受损,可致肾衰竭。

典型临床表现的3个阶段可能按顺序出现,但有时亦可不全部出现或不按顺序出现,不典型者可仅有休克和凝血功能障碍。中孕引产或钳刮术中发生的羊水栓塞,可仅表现为一过性呼吸急促、烦躁、胸闷后出现阴道大量流血。有些产妇因病情较轻或处理及时可不出现明显的临床表现。

四、诊断

羊水栓塞的诊断缺乏有效、实用的实验室检查,主要依靠的是临床诊断。而临床上诊断羊水栓塞主要根据发病诱因和临床表现,做出初步诊断并立即进行抢救,同时进行必要的辅助检查,目前通过辅助检查确诊羊水栓塞仍较困难。在围生期出现严重的呼吸、循环、血液系统障碍的病因有很多,例如,肺动脉血栓性栓塞、感染性休克、子痫等。所以对非典型病例,首先应排除其他原因,即可诊断为羊水栓塞。

需要与羊水栓塞进行鉴别诊断的产科并发症与合并症有空气栓子、过敏性反应、麻醉并发症、吸入性气胸、产后出血、恶性高热、败血症、血栓栓塞、宫缩乏力、子宫破裂及子痫。

(一)病史及临床表现

凡在病史中存在羊水栓塞各种诱发因素及条件,如胎膜早破、人工破膜或剥膜、子宫收缩过强、高龄初产,在胎膜破裂后、胎儿娩出后或手术中产妇突然出现寒战、烦躁不安、气急、尖叫、呛咳、呼吸困难、大出血、凝血障碍、循环衰竭及不明原因休克,休克与出血量不成比例,首先应考虑为羊水栓塞。初步诊断后应立即进行抢救,同时进行必要的辅助检查来确诊。

(二)辅助检查

1.血涂片寻找羊水有形物质

抽取下腔静脉或右心房的血 5 mL,离心沉淀后取上层物做涂片,用瑞氏-吉姆萨(Wright-Giemsa)染色,镜检发现鳞状上皮细胞、毳毛、黏液,或行苏丹Ⅲ染色寻找脂肪颗粒,可协助诊断。过去认为这是确诊羊水栓塞的标准,但近年认为,这一方法既不敏感也非特异,在正常孕妇的血液中也可发现羊水有形物质。

2.子宫颈组织学检查

当患者行全子宫切除,或死亡后进行尸体解剖时,可以对子宫颈组织进行组织学检查,寻找羊水成分的证据。

3.非侵入性检查方法

(1)Sialyl Tn 抗原检测:胎粪及羊水中含有神经氨酸-N-乙酰氨基半乳糖(Sialyl Tn)抗原,羊水栓塞时母血中 Sialyl Tn 抗原浓度明显升高。应用放射免疫竞争法检测母血 Sialyl Tn 抗原水平,是一种敏感和无创伤性的诊断羊水栓塞的手段。

（2）测定母亲血浆中羊水-胎粪特异性的粪卟啉锌水平、纤维蛋白溶酶及 C_3、C_4 水平也可以帮助诊断羊水栓塞。

4.胸部 X 线检查

90％患者可出现胸片异常。双肺出现弥散性点片状浸润影，并向肺门周围融合，伴有轻度肺不张和右心扩大。

5.心电图检查

心电图可见 ST 段下降，提示心肌缺氧。

6.超声心动图检查

超声心动图可见右心房、右心室扩大、心排出量减少及心肌劳损等表现。

7.肺动脉造影术

肺动脉造影术是诊断肺动脉栓塞最可靠的方法，可以确定栓塞的部位和范围，但临床较少应用。

8.与 DIC 有关的实验室检查

可进行 DIC 筛选试验（包括血小板计数、凝血酶原时间、纤维蛋白原）和纤维蛋白溶解试验（包括纤维蛋白降解产物、优球蛋白溶解时间、鱼精蛋白副凝试验）。

9.尸检

（1）肺水肿、肺泡出血，主要脏器如肺、心、胃、脑等组织及血管中找到羊水有形物质。

（2）心脏内血液不凝固，离心后镜检找到羊水有形物质。

（3）子宫或阔韧带血管内可见羊水有形物质。

（三）美国羊水栓塞的诊断标准

（1）出现急性低血压或心脏骤停。

（2）急性缺氧，表现为呼吸困难、发绀或呼吸停止。

（3）凝血功能障碍或无法解释的严重出血。

（4）上述症状发生在子宫颈扩张、分娩、剖宫产时或产后 30 分钟内。

（5）排除了其他原因导致的上述症状。

五、处理

羊水栓塞一旦确诊，应立即抢救产妇。主要原则为纠正呼吸循环衰竭、抗过敏、抗休克、防治 DIC 及肾衰竭、预防感染。病情稳定后立即终止妊娠。

(一)纠正呼吸循环衰竭

1.纠正缺氧

出现呼吸困难、发绀者,立即面罩给氧,流速为 5～10 L/min。必要时行气管插管,机械通气,正压给氧,如症状严重,应行气管切开。保证氧气的有效供给,是改善肺泡毛细血管缺氧、预防肺水肿的关键。同时也可改善心、脑、肾等重要脏器的缺氧。

2.解除肺动脉高压

立即应用解痉药,减轻肺血管和支气管痉挛,缓解肺动脉高压及缺氧。常用药物有以下几种。

(1)盐酸罂粟碱:是解除肺动脉高压的首选药物,可直接作用于血管平滑肌,解除平滑肌痉挛,对冠状动脉、肺动脉、脑血管均有扩张作用。首次剂量 30～90 mg,加入 5％葡萄糖液 20 mL 中缓慢静脉注射,每天剂量不超过 300 mg。罂粟碱与阿托品合用,扩张肺小动脉效果更好。

(2)阿托品:可阻断迷走神经反射引起的肺血管痉挛及支气管痉挛,促进气体交换,解除迷走神经对心脏的抑制,使心率加快,增加回心血量,改善微循环,兴奋呼吸中枢。每隔 10～20 分钟静脉注射 1 mg,直至患者面色潮红,微循环改善。心率在 120 次/分以上者慎用。

(3)氨茶碱:可解除肺血管痉挛,松弛支气管平滑肌,降低静脉压与右心负荷,兴奋心肌,增加心排出量。250 mg 加入 5％葡萄糖液 20 mL 缓慢静脉注射,必要时可重复使用。

(4)酚妥拉明:可解除肺血管痉挛,降低肺动脉阻力,消除肺动脉高压。5～10 mg 加入 5％葡萄糖液 250～500 mL 中,以 0.3 mg/min 的速度静脉滴注。

3.防治心力衰竭

为保护心肌和预防心力衰竭,尤其对心率超过 120 次/分者,除用冠状动脉扩张剂外,应及早使用强心剂。常用毛花苷 C 0.2～0.4 mg,加入 25％葡萄糖液 20 mL 中缓慢静脉注射。必要时 4～6 小时后可重复应用。还可用营养心肌细胞药物如辅酶 A、三磷酸腺苷(ATP)和细胞色素 C 等。

(二)抗过敏

应用糖皮质激素可解除痉挛,稳定溶酶体,具有保护细胞及抗过敏作用,应及早大量使用。首选氢化可的松 100～200 mg 加入 5％葡萄糖液 50～100 mL 中快速静脉滴注,再用 300～800 mg 加入 5％葡萄糖液 250～500 mL 中静脉滴注;也可用地塞米松 20 mg 缓慢静脉注射后,再用 20 mg 加于 5% 葡萄糖液 250 mL 中静脉滴注,根据病情可重复使用。

(三)抗休克

1.补充血容量

在抢救过程中,应尽快输新鲜全血和血浆以补充血容量。与一般产后出血不同的是,羊水栓塞引起的产后出血往往会伴有大量的凝血因子的消耗,因此在补充血容量时注意不要补充过量的晶体,要以补充血液,特别是凝血因子和纤维蛋白原为主。扩容首选右旋糖酐-40,500 mL 静脉滴注(每天量不超过 1 000 mL)。应做中心静脉压(CVP)测定,了解心脏负荷状况,指导输液量及速度,并可抽取血液寻找羊水有形成分。

2.升压药

多巴胺 10～20 mg 加于 5% 葡萄糖液 250 mL 中静脉滴注。间羟胺 20～80 mg 加于 5% 葡萄糖液 250～500 mL 中静脉滴注,滴速为 20～30 滴/分。根据血压情况调整滴速。

3.纠正酸中毒

在抢救过程中,应及时做动脉血气分析及血清电解质测定。若有酸中毒可用 5% 碳酸氢钠 250 mL 静脉滴注,若有电解质紊乱,应及时纠正。

(四)防治 DIC

1.肝素

在已经发生 DIC 的羊水栓塞的患者使用肝素要非常慎重,一般原则是"尽早使用,小剂量使用"或者是"不用"。所以临床上如果使用肝素治疗羊水栓塞,必须符合以下两个条件:①导致羊水栓塞的风险因素依然存在(子宫和子宫颈未被切除,子宫压力继续存在),会导致羊水持续不断地进入母亲的血液循环,不使用肝素会使凝血因子的消耗继续加重;②有使用肝素的丰富经验,并且能及时监测凝血功能的状态。

用于羊水栓塞早期高凝状态时的治疗,尤其在发病后 10 分钟内使用效果更佳。肝素 25～50 mg(1 mg＝125 U)加于 0.9% 氯化钠溶液 100 mL 中,静脉滴注 1 小时,以后再以 25～50 mg 肝素加于 5% 葡萄糖液 200 mL 中静脉缓滴,用药过程中可用试管法测定凝血时间,使凝血时间维持在 20～25 分钟。24 小时肝素总量应控制在 100 mg(12 500 U)以内为宜。肝素过量(凝血时间超过 30 分钟),有出血倾向时,可用鱼精蛋白对抗,1 mg 鱼精蛋白对抗肝素 100 U。

2.抗纤溶药物

羊水栓塞由高凝状态向纤溶亢进发展时,可在肝素化的基础上使用抗纤溶药物,如6-氨基己酸4～6 g加于5%葡萄糖液100 mL中,15～30分钟内滴完,维持量每小时1 g;氨甲环酸每次0.5～1.0 g,加于5%葡萄糖液100 mL静脉滴注;氨甲苯酸0.1～0.3 g加于5%葡萄糖液20 mL稀释后缓慢静脉注射。

3.补充凝血因子

应及时补充凝血因子,如输新鲜全血、血浆、纤维蛋白原(2～4 g)等。

(五)预防肾衰竭

羊水栓塞的第三阶段为肾衰竭期,在抢救过程中应注意尿量。当血容量补足后仍少尿,应及时应用利尿剂:①呋塞米20～40 mg静脉注射;②20%甘露醇250 mL静脉滴注,30分钟滴完。如用药后尿量仍不增加,表示肾功能不全或衰竭,按肾衰竭处理,尽早给予血液透析。

(六)预防感染

应用大剂量广谱抗生素预防感染。应注意选择对肾脏毒性小的药物,如青霉素、头孢菌素等。

(七)产科处理

(1)分娩前出现羊水栓塞,应先抢救母亲,积极治疗急性心力衰竭、肺功能衰竭、监护胎心率变化,病情稳定以后再考虑分娩情况。

(2)在第一产程出现羊水栓塞,考虑剖宫产终止妊娠,若患者系初产,新生儿为活产,术时出血不多,则可暂时保留子宫,子宫腔填塞纱布以防产后出血。如宫缩不良,行子宫切除,因为理论上子宫的血窦及静脉内仍可能有大量羊水及其有形成分。在行子宫切除时不主张保留子宫颈,因为保留子宫颈有时会导致少量羊水继续从子宫颈血管进入母体循环,羊水栓塞的病情无法得到有效的缓解。

(3)在第二产程出现羊水栓塞,可考虑阴道分娩。分娩以后,如有大量出血,虽经积极处理后效果欠佳,应及时切除子宫。

(4)分娩以后宫缩剂的应用:有争论,有人认为会促进更多的羊水成分进入血液循环,但多数人主张使用宫缩剂。

六、预防

严格来说,羊水栓塞不是能完全预防的疾病。首先应针对可能发生羊水栓塞的诱发因素加以防范,提高警惕,早期识别羊水栓塞的前驱症状,早期诊断羊水栓塞,以免延误抢救时机。同时应注意下列问题。

(1)减少产程中的人为干预如人工破膜、静脉滴注缩宫素等。

(2)掌握人工破膜的时机,破膜应避开宫缩最强的时间。人工破膜时不要剥膜,以免羊水被挤入母体血液循环。

(3)严密观察产程,正确使用宫缩剂。应用宫缩剂引产或加强宫缩时,应有专人观察,随时调整宫缩剂的剂量及用药速度,避免宫缩过强。宫缩过强时适当应用宫缩抑制剂。

(4)严格掌握剖宫产指征,正确掌握剖宫产的手术技巧。手术操作应轻柔,防止切口延长。胎儿娩出前尽量先吸净羊水,以免羊水进入子宫切口开放的血窦内。

(5)中期妊娠流产钳刮术时,扩张子宫颈时应逐号扩张,避免粗暴操作。行钳刮术时应先破膜,待羊水流尽后再钳夹出胎儿和胎盘组织。

(6)羊膜腔穿刺术时,应选用细针头(22号腰穿针头)。最好在超声引导下穿刺,以免刺破胎盘,形成开放血窦。

第二节　子宫翻出

子宫翻出是分娩时比较少见的以子宫内面翻出为特征的严重并发症,如拖延过久未予治疗可导致产妇死亡。

一、病因

在新生儿娩出后,接生者在腹部的子宫底猛力加压,同时向下强力牵引脐带以致种植于子宫底正中的胎盘与子宫的内面一同向外翻出于子宫颈口或子宫颈口外而脱落于阴道中或阴道外,这是主要因素;胎盘与其子宫附着部的粘连紧密,甚至有胎盘植入可能,脐带又较为坚韧而不断是发生子宫翻出的附加因素。

二、症状与临床表现

(一)症状

患者面色苍白,部分患者诉曾有一阵剧痛(即翻出时),有时呈休克状态,脉速、血压下降,并有阴道出血,其出血量因子宫翻出于阴道外而难于计量。如就诊过迟,子宫翻出部可因感染而有臭味。

(二)临床表现

根据子宫翻出的程度不同分部分翻出和完全翻出两种。

1.部分翻出

宫底翻出于子宫下段及子宫颈口,此种情况较少,可通过阴道检查及 B 超做出诊断。

2.完全翻出

子宫体部及下段完全翻出而暴露于阴道外,一般患者常属此类,常有胎盘与子宫底部相连,如就诊过迟,子宫内膜表面可有脓性分泌物等感染表现。

需注意的是,极少数子宫翻出,胎盘早已剥离,从急性翻出逐渐进入慢性状态,子宫已缩成近正常大小,宛如一脱垂于阴道外的黏膜下子宫肌瘤。此时做阴道检查可以从子宫颈与此块物的关系疑及子宫翻出,并可借 B 超以协助诊断。

三、处理

如为急性期,即在第三产程就发现子宫翻出,应做紧急处理。

(一)纠正休克及失血

应积极补液、输血,并准备两个静脉通道,以便及时给其他药物。

(二)麻醉

麻醉科协助抢救。

(三)胎盘尚未剥离者处理

胎盘尚未剥离者在补液、麻醉齐备后,再开始剥离胎盘。

麻醉可用氟烷或安氟醚。然后用子宫松弛剂使子宫松弛,以便复位,如硫酸镁、硫酸特布他林、利托君,所有准备工作完成后再行剥离胎盘,否则将增加出血。胎盘剥离后,用手掌托住宫底,以手指扩展开子宫颈,将宫底逐步推送回原来位置。在宫体回纳前禁用缩宫素,回纳后可用缩宫素使子宫收缩以减少出血,同时保持其正常轮廓,有一定张力以减少再度外翻的可能。回纳后仍需做阴道检查,警惕其再度翻出。

在急性子宫翻出期,有时为部分性者,在阴道检查发现后,可立即试以手法将宫底送回原来位置;如胎盘已经剥离,但为完全子宫翻出,而子宫颈较松,亦可直接以手掌托之将其复位,然后用缩宫素使子宫收缩。

一般而言,急性子宫翻出经阴道复位的成功率较高,如沙赫-哈塞尼(Shah-

Hasseini)等报告的 11 例中 9 例急性阴道复位成功。

阴道复位失败,可考虑经腹手术,进腹腔后,在子宫翻出者的盆底往往仅可见两侧尚未完全被牵入的部分输卵管和卵巢。此时可以用粗丝线逐次缝于翻出的子宫体上向上牵引,另一术者同时将在外阴部的子宫向上托送,以此合力将子宫复位。但有时仍难以复位,主要原因是子宫颈部已收缩成一较厚的收缩环,此时可以小心地切开后壁正中以松解此环,并逐步暴露宫底,再以缝线法或以长鼠齿钳逐次将宫体肌层向上牵引,而另一术者则在外阴、阴道用力将子宫向上托送,一般均能成功。术后均用缩宫素使子宫收缩,以免再次翻出。

凡以上各种手术,在术后均应用抗生素以预防感染。

(四)凡有明显感染、发臭、组织腐败者的处理

凡有明显感染、发臭、组织腐败者均可以在外阴消毒后切除翻出的子宫,因此种情况难以复位,即使子宫复位后,感染亦有难以控制之虞。

第三节 产 后 出 血

产后出血是指胎儿娩出后 24 小时内阴道流血量超过 500 mL。产后出血是分娩期严重的并发症,是产妇四大死亡原因之首。产后出血的发病数占分娩总数的 2%～3%,如果先前有产后出血的病史,再发风险增加 2～3 倍。

每年全世界孕产妇死亡 51.5 万,99% 在发展中国家;因产科出血致死者13 万,2/3 没有明确的危险因素。产后出血是全球孕产妇死亡的主要原因,更是导致我国孕产妇死亡的首位原因,占死亡原因的 54%。

我国产后出血防治组的调查显示,阴道分娩和剖宫产后 24 小时内平均出血量分别为 400 mL 和 600 mL。当前国外许多研究者建议,剖宫产后的失血量超过 1 000 mL 才可定义为产后出血。但在临床上如何测量或估计出血量存在困难,有产科研究者提出临床上估计出血量只是实际出血量的 1/2 或 1/3。因此,康布斯(Combs)等主张以测定分娩前后血细胞比容来评估产后出血量,若产后血细胞比容减少 10% 以上,或出血后需输血治疗者,定为产后出血。但在急性出血的 1 小时内血液常呈浓缩状态,血常规不能反映真实出血情况。

产后出血可导致失血性休克、产褥感染、肾衰竭及继发垂体前叶功能减退

等,直接危及产妇生命。

一、病理机制

胎盘剥离面的止血是子宫肌纤维的结构特点和血液凝固机制共同决定的。子宫平滑肌分 3 层,内环、外纵、中层多方交织,子宫收缩可关闭血管及血窦。妊娠期血液处于高凝状态。子宫收缩的动因来自内源性缩宫素和前列腺素的释放。细胞内游离钙离子是肌肉兴奋-收缩耦联的活化剂,缩宫素可以释放和促进钙离子向肌细胞内流动,而前列腺素是钙离子载体,与钙离子形成复合体,将钙离子携带入细胞内。进入肌细胞内的钙离子与肌动蛋白、肌浆蛋白的结合引起子宫收缩与缩复,对宫壁上的血管起压迫止血的作用。同时由于肌肉缩复使血管迂回曲折,血流阻滞,有利于血栓形成,血窦关闭。但是子宫肌纤维收缩后还会放松,因而受压迫的血管可以再度暴露开放并继续出血,因而根本的止血机制是血液凝固。在内源性前列腺素作用下血小板大量聚集,聚集的血小板释放血管活性物质,加强血管收缩,同时亦加强引起黏性变形形成血栓,导致凝血因子的大量释放,进一步发生凝血反应,形成的凝血块可以有效地堵塞胎盘剥离面暴露的血管达到自然止血的目的。因此,凡是影响子宫肌纤维强烈收缩,干扰肌纤维之间血管压迫闭塞和导致凝血功能障碍的因素,均可引起产后出血。

二、病因

产后出血的原因依次为子宫收缩乏力、胎盘因素、软产道裂伤及凝血功能障碍。这些因素可互为因果,相互影响。

(一)子宫收缩乏力

子宫收缩乏力是产后出血最常见的原因。胎儿娩出后,子宫肌收缩和缩复对肌束间的血管能起到有效的压迫作用。影响子宫肌收缩和缩复功能的因素,均可引起子宫收缩乏力性产后出血。常见因素如下。

1.全身因素

产妇精神极度紧张,对分娩过度恐惧,尤其对阴道分娩缺乏足够信心;临产后过多使用镇静剂、麻醉剂或子宫收缩抑制剂;合并慢性全身性疾病;体质虚弱等均可引起子宫收缩乏力。

2.产科因素

产程延长、产妇体力消耗过多,或产程过快,可引起子宫收缩乏力。前置胎盘、胎盘早剥、妊娠期高血压疾病、严重贫血、子宫腔感染等产科并发症及合并症可使子宫肌层水肿或渗血,引起子宫收缩乏力。

3.子宫因素

子宫肌纤维发育不良,如子宫畸形或子宫肌瘤;子宫纤维过度伸展,如巨大胎儿、多胎妊娠、羊水过多;子宫肌壁受损,如有剖宫产、肌瘤剔除、子宫穿孔等子宫手术史;产次过多、过频可造成子宫肌纤维受损,均可引起子宫收缩乏力。

(二)胎盘因素

根据胎盘剥离情况,胎盘因素所致产后出血类型如下。

1.胎盘滞留

胎儿娩出后,胎盘应在 15 分钟内排出体外。若 30 分钟仍不排出,影响胎盘剥离面血窦的关闭,导致产后出血。常见的情况有:①胎盘剥离后,由于宫缩乏力、膀胱膨胀等因素,使胎盘滞留在子宫腔内,影响子宫收缩;②胎盘剥离不全:多因在第三产程胎盘完全剥离前过早牵拉脐带或按压子宫,已剥离的部分血窦开放出血不止;③胎盘嵌顿:胎儿娩出后子宫发生局限性环形缩窄及增厚,将已剥离的胎盘嵌顿于子宫腔内,多为隐性出血。

2.胎盘粘连

胎盘粘连指胎盘全部或部分粘连于宫壁不能自行剥离,多次人工流产、子宫内膜炎或蜕膜发育不良等是常见原因。若完全粘连,一般不出血;若部分粘连,则部分胎盘剥离面血窦开放而胎盘滞留影响宫缩造成产后出血。

3.胎盘植入

胎盘植入指胎盘绒毛植入子宫肌层。部分胎盘绒毛植入使血窦开放,出血不易止住。

4.胎盘胎膜残留

胎盘胎膜残留多为部分胎盘小叶或副胎盘残留在子宫腔内,有时部分胎膜留在宫腔内也可影响子宫收缩,导致产后出血。

(三)软产道裂伤

分娩过程中软产道裂伤,常与下述因素有关:①外阴组织弹性差;②急产、产力过强、巨大儿;③阴道手术助产操作不规范;④会阴切开缝合时,止血不彻底,子宫颈或阴道穹隆的裂伤未能及时发现。

胎儿娩出后,立即出现阴道持续流血,呈鲜红色,检查发现子宫收缩良好,应考虑软产道损伤,需仔细检查软产道。

(四)凝血功能障碍

凝血功能障碍见于:①与产科有关的并发症所致,如羊水栓塞、妊娠期高血压疾病、胎盘早剥及死胎均可并发 DIC；②产妇合并血液系统疾病，如原发性血小板减少、再生障碍性贫血等。由于凝血功能障碍，可造成产后切口及子宫血窦难以控制的流血不止，特征为血液不凝。

三、临床表现

产后出血主要表现为阴道流血或伴有失血过多引起的并发症如休克、贫血等。

(一)阴道流血

不同原因的产后出血临床表现不同。胎儿娩出后立即出现阴道流血，色鲜红，应先考虑软产道裂伤；胎儿娩出几分钟后开始流血，色较暗，应考虑为胎盘因素；胎盘娩出后出现流血，其主要原因为子宫收缩乏力或胎盘、胎膜残留。若阴道流血呈持续性，且血液不凝，应考虑凝血功能障碍引起的产后出血。如果子宫动脉阴道支断裂可形成阴道血肿，产后阴道流血虽不多，但产妇有严重失血的症状和体征，尤其产妇诉说会阴部疼痛时，应考虑为隐匿性软产道损伤。

(二)休克症状

如果阴道流血量多或量虽少但时间长，产妇可出现休克症状，如头晕、脸色苍白、脉搏细数、血压下降等。

四、诊断

产后出血容易诊断，但临床上目测阴道流血量的估计往往偏少。较客观地检测出血量的方法如下。

(一)称重法

事先称重产包、手术包、敷料包和卫生巾等，产后再称重，前后重量相减所得的结果，换算为失血量毫升数(血液比重为 1.05 g/mL)。

(二)容积法

收集产后出血(可用弯盘或专用的产后接血容器)，然后用量杯测量出血量。

(三)面积法

将血液浸湿的面积按 10 cm×10 cm 为 10 mL 计算。

(四)休克指数(shock index,SI)

SI 用于未做失血量收集或外院转诊产妇的失血量估计，为粗略计算。休克指数(SI)=脉率/收缩压。

SI 为 0.5,血容量正常;SI 为 1.0,失血量 10%～30%(500～1 500 mL);SI 为 1.5,失血量 30%～50%(1 500～2 500 mL);SI 为 2.0,失血量 50%～70% (2 500～3 500 mL)。

五、治疗

根据阴道流血的时间、数量和胎儿、胎盘娩出的关系,可初步判断造成产后出血的原因,根据病因选择适当的治疗方法。有时产后出血几个原因可互为因果关系。

(一)子宫收缩乏力

胎盘娩出后,子宫缩小至脐平或脐下一横指;子宫呈圆球状,质硬;血窦关闭,出血停止。若子宫收缩乏力,宫底升高,子宫质软呈水袋状。子宫收缩乏力有原发性和继发性,有直接原因和间接原因,对于间接原因造成的子宫收缩乏力,应及时去除原因。按摩子宫或用缩宫剂后,子宫变硬,阴道流血量减少,是子宫收缩乏力与其他原因出血的重要鉴别方法。

(二)胎盘因素

胎盘在胎儿娩出后 10 分钟内未娩出,并有大量阴道流血,应考虑胎盘因素,如胎盘部分剥离、胎盘粘连、胎盘嵌顿等。胎盘残留是产后出血的常见原因,故胎盘娩出后应仔细检查胎盘、胎膜是否完整。尤其应注意胎盘胎儿面有无断裂血管,警惕副胎盘残留的可能。

(三)软产道损伤

胎儿娩出后,立即出现阴道持续流血,应考虑软产道损伤,仔细检查软产道。

1.子宫颈裂伤

产后应仔细检查子宫颈,胎盘娩出后,用两把卵圆钳钳夹子宫颈并向下牵拉,从子宫颈 12 点处起顺时针检查一周。初产妇子宫颈两侧(3、9 点处)较易出现裂伤。如裂口不超过 1 cm,通常无明显活动性出血。有时破裂深至穹隆伤及动脉分支,可有活动性出血,隐性或显性。有时子宫颈裂口可向上延伸至宫体,向两侧延至阴道穹隆及阴道旁组织。

2.阴道裂伤

检查者用中指、食指压迫会阴切口两侧,仔细查看会阴切口顶端及两侧有无损伤及损伤程度和有无活动性出血。阴道下段前壁裂伤时出血活跃。

3.会阴裂伤

会阴裂伤按损伤程度分为 3 度。Ⅰ度指会阴部皮肤及阴道入口黏膜撕裂,未达肌层，一般出血不多；Ⅱ度指裂伤已达会阴体肌层、累及阴道后壁黏膜，甚至阴道后壁两侧沟向上撕裂使原解剖结构不易辨认，出血较多；Ⅲ度是指肛门外括约肌已断裂，甚至直肠阴道隔、直肠壁及黏膜的裂伤，裂伤虽较严重，但出血可能不多（图7-1）。

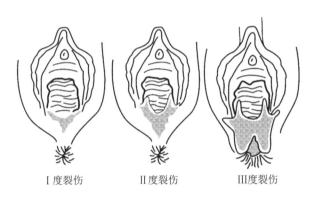

Ⅰ度裂伤　　　　　Ⅱ度裂伤　　　　　Ⅲ度裂伤

图 7-1　会阴裂伤

（四）凝血功能障碍

若产妇有血液系统疾病或由于分娩引起 DIC 等情况，产妇表现为持续性阴道流血，血液不凝，止血困难，同时可出现全身部位出血灶。实验室诊断标准应同时有下列 3 项以上异常。

（1）血小板（PLT）进行性下降 $<100\times10^9/L$，或有 2 项以上血小板活化分子标志物血浆水平升高：①β-甘油三酯（β-TG）；②血小板因子 4（PF_4）；③血栓烷 B_2（TXB_2）；④P_2 选择素。

（2）血浆纤维蛋白原（Fg）含量 <115 g/L 或 >410 g/L，或呈进行性下降。

（3）3P 试验阳性，或血浆 FDP>20 mg/L 或血浆 D-二聚体水平较正常增高 4 倍以上（阳性）。

（4）PT 延长或缩短 3 秒以上，部分活化凝血时间（APTT）延长或缩短 10 秒以上。

（5）AT-Ⅲ：A$<60\%$ 或蛋白 C（PC）活性降低。

（6）血浆纤溶酶原抗原（PLG：Ag）<200 mg/L。

（7）因子Ⅷ：C 活性 $<50\%$。

（8）血浆内皮素-1（ET-1）水平 >80 ng/L 或凝血酶调节蛋白（TM）较正常增高 2 倍以上。

为了抢救患者生命,DIC 的早期诊断显得尤为重要。如果能在 DIC 前期做出诊断,那么患者的预后会有明显改善。

六、处理

产后出血的处理原则为针对原因,迅速止血,补充血容量纠正休克及防治感染。

(一)子宫收缩乏力

加强宫缩是最迅速有效的止血方法。具体方法如下。

1.去除引起宫缩乏力的原因

若由于全身因素,则改善全身状态;若为膀胱过度充盈应导尿等。

2.按摩子宫

助产者一手在腹部按摩宫底(拇指在前,其余 4 指在后),同时压迫宫底,将宫内积血压出,按摩必须均匀而有节律(图 7-2)。如果无效,可用腹部-阴道双手按摩子宫法,即一手握拳置于阴道前穹隆顶住子宫前壁,另一手在腹部按压子宫后壁使宫体前屈,双手相对紧压子宫并做节律性按摩(图 7-3)。按压时间以子宫恢复正常收缩为止,按摩时注意无菌操作。

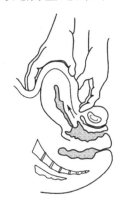

图 7-2　腹部按摩子宫

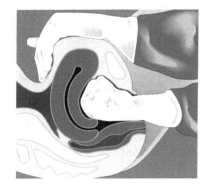

图 7-3　腹部-阴道双手按摩子宫

3.应用宫缩剂

(1)缩宫素:能够选择性地兴奋子宫平滑肌,增加子宫平滑肌的收缩频率及收缩力,有弱的血管加压和抗利尿作用。用药后 3~5 分钟起效,缩宫素半衰期为 10~15 分钟,作用时间 0.5 小时。肌内注射或缓慢静脉推注 10~20 U,然后 20 U 加入 0.9%生理盐水或 5%葡萄糖液 500 mL 中静脉滴注。24 小时内用量不超过 40 U。宫体、子宫颈注射等局部用药法效果则更佳。大剂量使用应注意尿量。卡贝缩宫素为长效缩宫素,是九肽类似物,100 μg 缓慢静脉推注或肌内注射,与持续静脉滴注缩宫素 16 小时的效果相当。

(2)麦角新碱:直接作用于子宫平滑肌,作用强而持久,稍大剂量可引起子宫强直性收缩,对子宫体和子宫颈都有兴奋作用,2~5 分钟起效。

用法:肌内注射(IM)/静脉注射(IV)均可,IV 有较大的不良反应,紧急情况下可以使用。部分患者用药后可发生恶心、呕吐、出冷汗、面色苍白等反应,有妊娠高血压疾病及心脏病者慎用。

(3)米索前列醇:是前列腺素 E_1 的类似物,口服后能转化成有活性的米索前列醇酸,增加子宫平滑肌的节律收缩作用。5 分钟起效,口服 30 分钟达血药浓度高峰;半衰期 1.5 小时,持续时间长,可有效解决产后 2 小时内出血问题,对子宫的收缩作用强于缩宫素。

给药方法:在胎儿娩出后立即给予米索前列醇600 μg口服,直肠给药效果更好。

(4)卡前列甲酯栓:对子宫平滑肌有很强的收缩作用。1 mg 直肠给药用于预防产后出血。

(5)卡前列素氨丁三醇注射液,引发子宫肌群收缩,发挥止血功能,疗效好,止血迅速安全,不良反应轻微。难治性产后出血起始剂量为 250 μg 欣母沛无菌溶液(1 mL),深层肌内注射。某些特殊的病例,间隔 15~90 分钟后重复注射,总量不超过 2 000 μg(8 支)。对欣母沛无菌溶液过敏的患者、急性盆腔炎的患者、有活动性心肺肾肝疾病的患者忌用。

不良反应:主要由平滑肌收缩引起,血压升高、呕吐、腹泻、哮喘、瞳孔缩小、眼内压升高、发热、脸部潮红。约 20% 的病例有各种不同程度的不良反应,一般为暂时性,不久自行恢复。

(6)垂体后叶素:使小动脉及毛细血管收缩,同时也有兴奋平滑肌并使其收缩的作用。在剖宫产术中胎盘剥离面顽固出血病例,将垂体后叶素 6 U(1 mL)加入生理盐水 19 mL,在出血部位黏膜下多点注射,每点 1 mL,出血一般很快停止;如再有出血可继续注射至出血停止,用此方法 10 分钟之内出血停止者未发现不良反应。

(7)葡萄糖酸钙:钙离子是子宫平滑肌兴奋的必需离子,而且参与人体的凝血过程。静脉推注 10% 葡萄糖酸钙 10 mL,可使子宫平滑肌对宫缩剂的效应性增强,胎盘附着面出血减少,降低缩宫素用量。

4.子宫腔填塞

子宫腔填塞主要有两种方法:填塞纱布或填塞球囊。

(1)剖宫产术中遇到子宫收缩乏力,经按摩子宫和应用宫缩剂加强宫缩效果不佳时、前置胎盘或胎盘粘连导致剥离面出血不止时,直视下填塞子宫腔纱条可起到止血效果。但是胎盘娩出后子宫容积比较大,可以容纳较多的纱条,也可以容纳较多的出血,而且纱布填塞不易填紧,且因纱布吸血而发生隐匿性出血。可采用特制的长 2 m,宽 7～8 cm 的 4～6 层无菌脱脂纱布条,一般子宫腔填塞需要 2～4 根,每根纱条之间用粗丝线缝合连接。术者左手固定子宫底部,右手或用卵圆钳将纱条沿子宫腔底部自左向右,来回折叠填塞子宫腔,留足填塞子宫下段的纱条后(一般需 1 根),将最尾端沿子宫颈放入阴道内少许,其后填满子宫下段,然后缝合子宫切口。若系子宫下段出血,也应先填塞子宫腔,然后再用足够的纱条填充子宫下段。纱条需为完整的一根或中间打结以便于完整取出,缝合子宫切口时可在中间打结,注意勿将纱条缝入。24～48 小时内取出纱布条,应警惕感染。经阴道子宫腔纱条填塞法,因操作困难,常填塞不紧反而影响子宫收缩,一般不采用(图 7-4)。

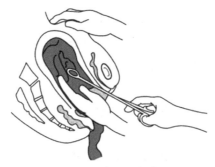

图 7-4　子宫腔纱条填塞

(2)可供填塞的球囊有专为子宫腔设计的,能更好适应子宫腔形态,如巴克里(Bakri)紧急填塞球囊导管;原用于其他部位止血的球囊,但并不十分适合子宫腔形态,如森-布管、鲁施(Rusch)泌尿外科静压球囊导管;产房自制的球囊,如手套或避孕套。经阴道放置球囊前,先置导尿管以监测尿量。用超声或阴道检查大致估计子宫腔的容量,确定子宫腔内无胎盘胎膜残留、动脉出血或裂伤。在超声引导下将导管的球囊部分插入子宫腔,球囊内应注入无菌生理盐水,而不能用空气或二氧化碳,也不能过度充盈球囊。

所有子宫腔填塞止血的患者应严密观察生命体征和液体出入量,观测宫底高度和阴道出血情况,必要时行超声检查排除有无子宫腔隐匿性出血。缩宫素维持 12~24 小时,促进子宫收缩;预防性应用广谱抗生素。8~48 小时取出子宫腔填塞物,抽出前做好输血准备,先用缩宫素、麦角新碱或前列腺素等宫缩剂。慢慢放出球囊内液体后再取出球囊,或缓慢取出纱布条,避免再次出血的危险。

5.盆腔动脉结扎

经上述处理无效,出血不止,为抢救产妇生命可结扎盆腔动脉。妊娠子宫体的血液 90% 由子宫动脉上行支供给,故结扎子宫动脉上行支后,可使子宫局部动脉压降低,血流量减少,子宫肌壁暂时缺血,子宫迅速收缩而达到止血目的。子宫体支、子宫颈支与阴道动脉、卵巢动脉的各小分支、左右均有吻合,故结扎子宫动脉上行支或子宫动脉总支,子宫卵巢动脉吻合支、侧支循环会很快建立,子宫组织不会发生坏死;并且采用可吸收缝合线结扎,日后缝线吸收、脱落,结扎血管仍可再通,不影响以后的月经功能及妊娠分娩。具体术式如下。

(1)子宫动脉上行支结扎术:主要适用于剖宫产胎盘娩出后子宫收缩乏力性出血,经宫缩药物及按摩子宫无效者,胎盘早剥致子宫卒中发生产后出血者,剖宫产胎儿娩出致切口撕伤,局部止血困难者。方法为一般在子宫下段进行缝扎,结扎为子宫动静脉整体结扎,将 2~3 cm 子宫肌层结扎在内非常重要;若已行剖宫产,最好选择在子宫切口下方,在切口下 2~3 cm 进行结扎,如膀胱位置较高时应下推膀胱。第一次子宫动脉缝扎后如效果不佳,可以再缝第二针,多选在第一针下 3~5 cm 处。这次结扎包括了大部分供给子宫下段的子宫动脉支,宜采用 2-0 可吸收线或肠线,避免"8"字缝合,结扎时带入一部分子宫肌层,避免对血管的钳扎与分离,以免形成血肿,增加手术难度。如胎盘附着部位较高,近宫角部,则尚需结扎附着侧的子宫卵巢动脉吻合支。

(2)子宫动脉下行支结扎术:是以卵圆钳钳夹子宫颈前或(和)后唇并向下牵引,暴露前阴道壁与子宫颈交界处,在子宫颈前唇距子宫颈阴道前壁交界处下方约1 cm处做长约 2 cm 横行切口,将子宫向下方及结扎的对侧牵拉,充分暴露视野,食指触摸搏动的子宫动脉作为指示进行缝扎,注意勿损伤膀胱,同法缝扎对侧。子宫动脉结扎后子宫立即收缩变硬,出血停止。但在下列情况下不宜行经阴道子宫动脉结扎:由其他病因引起的凝血功能障碍(感染、子痫前期等);阴道部位出血而非宫体出血。

经阴道子宫动脉下行支结扎特别适用于阴道分娩后子宫下段出血患者。对剖宫产术结束后,如再发生子宫下段出血,在清除积血后也可尝试以上方法,避免再次进腹。对前置胎盘、部分胎盘植入等患者可取膀胱截石位行剖宫产手术,必要时采用以上两种方法行子宫动脉结扎,明显减少产后出血。

(3)髂内动脉结扎术(图 7-5):髂内动脉结扎后血流动力学改变的机制,不是因结扎后动脉血供完全中止而止血,而是由于结扎后的远侧端血管动脉内压降低,血流明显减缓(平均主支局部脉压下降 75％,侧支下降 25％),局部加压后易于使血液凝成血栓而止血即将盆腔动脉血循环转变为类似静脉的系统,这种有效时间约 1 小时。髂内动脉结扎后极少发生盆腔器官坏死现象,主要是因腹主动脉分出的腰动脉、髂总动脉分出的骶中动脉、来自肠系膜下动脉的痔上动脉、卵巢动脉、股动脉的旋髂动脉、髂外动脉的腹壁下动脉均可与髂内动脉的分支吻合,髂内动脉结扎后 45～60 分钟侧支循环即可建立,一般仍可使卵巢、输卵管及子宫保持正常功能。

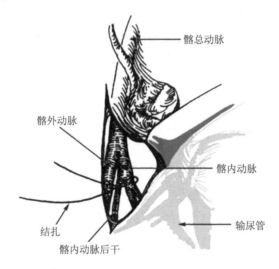

图 7-5　髂内动脉结扎

髂内动脉结扎的适应证包括产后出血、行子宫切除术前后;保守治疗宫缩乏力失败;腹腔妊娠胎盘种植到盆腔,或胎盘粘连造成难以控制的出血;盆腔、阔韧带基底部持续出血;子宫破裂、严重撕伤,可能撕伤到子宫动脉。方法为确认髂总动脉的分叉部位,该部位有两个骨性标志:骶骨岬和两侧髂前下棘连线,输尿管由此穿过。首先与输尿管平行,纵行切开后腹膜 3～5 cm,分离髂总及髂内动脉分叉处,然后在距髂内外分叉下 2.5 cm 处,用直角钳轻轻从髂内动脉后侧穿过,钳夹两根 7 号丝线,间隔 1.5～2.0 cm 分别结扎,不剪断血管。结扎前后为防误扎髂外动脉,术者可提起缝线,用食、拇指收紧,使其暂时阻断血流,常规嘱台下两人触摸患者该侧足背动脉或股动脉,确定有搏动无误,即可结扎两次。必须小心勿损伤髂内静脉,否则会加剧出血程度。多数情况下,双侧结扎术比单侧效果好,止血可靠。

上述方法可逐步选用,效果良好且可保留生育功能。但应注意,结扎后只是使血流暂时中断,出血减少,应争取时间抢救休克。

6.子宫背带式缝合术(B-Lynch suture)

B-Lynch 缝合术治疗产后出血,对传统产后出血的治疗来说是一个里程碑式的进展,如果正确使用,将大大提高产后出血治疗的成功率。B-Lynch 缝合术操作简单、迅速、有效、安全、能保留子宫和生育功能,易于在基层医院推广。B-Lynch缝合术原理是纵向机械性压迫使子宫壁弓状血管被有效地挤压,血流明显减少、减缓、局部血栓形成而止血;同时子宫肌层缺血,刺激子宫收缩进一步压迫血窦,使血窦关闭而止血。此方法适用子宫收缩乏力、前置胎盘、胎盘粘连、凝血功能障碍引起的产后出血,以及晚期产后出血。B-Lynch 缝合术用于前置胎盘、胎盘粘连引起的产后出血时,需结合其他方法,例如,胎盘剥离面做"8"字缝合止血后再行子宫 B-Lynch 缝合术;双侧子宫卵巢动脉结扎再用 B-Lynch 缝合术。

剖宫产术中遇到子宫收缩乏力,经按摩子宫和应用宫缩剂加强宫缩效果不佳时,术者可用双手握抱子宫并适当加压以估计施行 B-lynch 缝合术的成功机会。此方法较盆腔动脉缝扎术简单易行,并可避免切除子宫,保留生育能力。具体缝合方法为距子宫切口右侧顶点下缘 3 cm 处进针,缝线穿过子宫腔至切口上缘 3 cm 处出针,将缝线拉至宫底,在距右侧宫角约 3 cm 处绕向子宫后壁,在与前壁相同的部位进针至子宫腔内;然后横向拉至左侧,在左侧宫体后壁(与右侧进针点相同部位)出针,将缝线垂直绕过宫底至子宫前壁,分别缝合左侧子宫切口的上、下缘(进出针的部位与右侧相同)。子宫表面前后壁均可见 2 条缝线。收紧两根缝线,检查无出血即打结,然后再关闭子宫切口。子宫放回腹腔观察 10 分钟,注意下段切口有无渗血,阴道有无出血及子宫颜色,若正常即逐层关腹(图 7-6)。

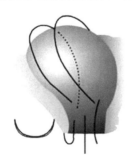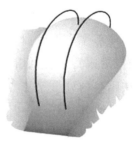

图 7-6 子宫背带式缝合

7.动脉栓塞术

当以上治疗产后出血的方法失败后,动脉栓塞术是一个非常重要的保留子宫的治疗方法。产后出血动脉栓塞的适应证应根据不同的医院、实施动脉栓塞的手术医师的插管及栓塞的熟练程度,而有所不同。总的来讲,须遵循以下原则:①各种原因所致的产后出血,在去除病因和常规保守治疗无效后;②包括已经发生 DIC(早期)的患者;③生命体征稳定或经抢救后生命体征稳定,可以搬动者;④手术医师应具有娴熟的动脉插管和栓塞技巧。

禁忌证:①生命体征不稳定,不宜搬动的患者;②DIC 晚期的患者;③其他不适合介入手术的患者,如造影剂过敏。

在放射科医师协助下,行股动脉穿刺插入导管至髂内动脉或子宫动脉,注入直径 1~3 mm 大小的新胶海绵颗粒栓塞动脉,栓塞剂 2~3 周被吸收,血管复通。动脉栓塞术后还应注意:①在动脉栓塞后立即清除子宫腔内的积血,以利于子宫收缩;②术中、术后应使用广谱抗生素预防感染;③术后应继续使用宫缩剂促进子宫收缩;④术后应监测性激素分泌情况,观测卵巢有没有损伤;⑤及时防止子宫腔粘连,尤其在胎盘植入患者及合并子宫黏膜下肌瘤的患者。但应强调的是动脉栓塞治疗不应作为患者处于危机情况的一个避免子宫切除的措施,而是应在传统保守治疗无效时,作为一个常规止血手段尽早使用。

8.切除子宫

经积极治疗仍无效,出血可能危及产妇生命时,应行子宫次全切术或子宫全切除术,以挽救产妇生命。但产科子宫切除术对产妇的身心健康有一定的影响,特别是给年轻及未有存活子女者带来伤害。因此,必须严格掌握手术指征,只有在采取各种保守治疗无效,孕产妇生命受到威胁时,才采用子宫切除术。而且子宫切除必须选择最佳时机,过早切除子宫,虽能有效地治疗产后出血,但会给患者带来失去生育能力的严重后果。相反,若经过多种保守措施,出血不能得到有效控制,手术者仍犹豫不决,直至患者生命体征不稳定,或进入 DIC 状态再行子宫切除,已错失最佳手术时机,还可能遇到诸如创面渗血、组织水肿、解剖不清等困难,增加手术难度,延长手术时间,加重患者 DIC、继发感染或多脏器衰竭的发生。

目前,虽然子宫收缩乏力是产后出血的首要原因,但较少成为急症子宫切除的主要手术指征。尽管如此,临床上还有下列几种情况须行子宫切除术:宫缩乏力性产后出血,对于多种保守治疗难以奏效,出血有增多趋势;子宫收缩乏力时间长,子宫肌层水肿,对一般保守治疗无反应;短期内迅速大量失血导致休克、凝血功能异常等产科并发症,已来不及实施其他措施,应果断行子宫切除手术。值得强调的是,对于基层医疗机构,在抢救转运时间不允许、抢救物品和血液不完备、相关手术技巧不成熟的情况下,为抢救产妇生命应适当放宽子宫切除的手术指征。胎盘因素引起的难以控制的产科出血,是近年来产科急症子宫切除术最重要的手术指征。穿透性胎盘植入,合并子宫穿孔并感染;完全胎盘植入面积大于1/2;做楔形切除术后仍出血不止者;药物治疗无效或出现异常情况者;胎盘早剥并发生严重子宫卒中等情况均应果断地行子宫切除。其次子宫破裂引起的产后出血是急症子宫切除的重要指征,特别是发生破裂时间长,估计已发生继发感染;裂口不整齐,子宫肌层有大块残缺,难以行修补术或即使行修补但缝合后估计伤口愈合不良;裂口深,延伸到子宫颈等情况。而当羊水栓塞、重度或未被发现的胎盘早剥导致循环障碍及器官功能衰竭,凝血因子消耗和继发性纤维蛋白溶解而引起的出血、休克,甚至脏器功能衰竭时进行手术,需迅速切除子宫。

(二)胎盘因素

1.胎盘已剥离未排出

膀胱过度膨胀应导尿排空膀胱,用手按摩使子宫收缩,另一手轻轻牵拉脐带协助胎盘娩出。

2.胎盘剥离不全或胎盘粘连伴阴道流血

此类情况应徒手剥离胎盘(图 7-7)。

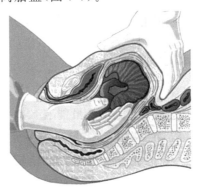

图 7-7　徒手剥离胎盘

3.胎盘植入的处理

若剥离胎盘困难,切忌强行剥离,应考虑行子宫切除术。若出血不多,需保留子宫者,可保守治疗,目前用甲氨蝶呤(MTX)治疗,效果较好。

4.胎盘胎膜残留

胎盘胎膜残留可行钳刮术或刮宫术。

5.胎盘嵌顿

在子宫狭窄环以上发生胎盘嵌顿者,可在静脉全身麻醉下,待子宫狭窄环松解后再用手取出胎盘。

(三)软产道裂伤

一方面彻底止血,另一方面按解剖层次缝合。子宫颈裂伤<1 cm 时,若无活动性出血,则不需缝合;若有活动性出血或裂伤>1 cm,则应缝合。若裂伤累及子宫下段时,缝合应注意避免损伤膀胱及输尿管,必要时经腹修补。修补阴道裂伤和会阴裂伤,应注意解剖层次的对合,第一针要超过裂伤顶端 0.5 cm(图 7-8),缝合时不能留有无效腔,避免缝线穿过直肠黏膜。外阴、阴蒂的损伤,应用细丝线缝合。软产道血肿形成应切开并清除血肿,彻底止血、缝合,必要时可放置引流条。

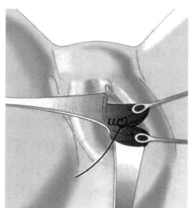

图 7-8 子宫颈裂伤的缝合

(四)凝血功能障碍

首先应排除子宫收缩乏力、胎盘因素、软产道裂伤引起的出血,明确诊断后积极输新鲜全血、血小板、纤维蛋白原或凝血酶原复合物、凝血因子等。若已并发 DIC,则按 DIC 处理。

在治疗过程中应重视以下几方面:早期诊断和动态监测;积极治疗原发病;补充凝血因子,包括输注新鲜冰冻血浆、凝血酶原复合物、纤维蛋白原、冷沉淀(含Ⅷ因子和纤维蛋白原)、单采血小板、红细胞等血制品来解决;改善微循环和抗凝治疗;重要脏器功能的维持和保护。

在治疗产后出血,补充血容量,纠正失血性休克,甚至抢救 DIC 患者方面,目前仍推广采用传统早期大量液体复苏疗法。即失血后立即开放静脉,最好有两条开放的静脉通道,快速输入复方乳酸林格液或林格溶液加 5％碳酸氢钠溶液45 mL 混合液,输液量应为出血量的 2～3 倍。

处理出血性休克的原则如下:①止血,止痛。②补血,扩张血容量。③纠正酸中毒,改善微循环,有时止血不是立即成功,而扩充血容量较容易,以维护主要脏器的血供,防止休克恶化,争取时间完成各种止血方法。

休克早期先输入 2 000～3 000 mL 平衡液(复方乳酸林格液等),以后尽快输全血和红细胞。如无血,可以使用胶体液作权宜之计。尤其在休克晚期,组织间蛋白贮存减少,继续输晶体液会使胶体渗透压明显下降产生组织水肿。胶体液除全血外还有血浆、清蛋白血浆代用品。血液稀释可降低血液黏度,增加心排出量,减少心脏负荷和增加组织灌注,但过度稀释又可使血液携氧能力降低,使组织缺氧,最佳稀释度一般认为是血细胞比容在 30％以上。

另一方面,产科失血性休克的早期液体复苏还应涉及合理的输液种类问题。有关低血容量性休克液体复苏中使用晶体还是胶体的问题争论已久,但目前尚无足够的证据表明晶体液与胶体液用于低血容量休克液体复苏的疗效与安全性方面有明显差异。近年研究发现,氯化钠高渗盐溶液(7.5％)早期用于抗休克,较常规的林格氏液、平衡盐液有许多优势,且价格便宜,使用方便,适合于急诊抢救,值得在临床一线广泛推广。新型的羧甲淀粉注射液-高渗氯化钠羟乙基淀粉40 溶液引起了国内外研究者的广泛关注,其具有我国自主知识产权并获得国家食品药品监督管理总局(SDFA)新药证书。临床研究表明其可以较少的输液量迅速恢复机体的有效循环血容量,改善心脏功能,减轻组织水肿,降低颅内压。

七、预防

加强围生期保健,严密观察及正确处理产程可降低产后出血的发生率。

(一)重视产前保健

(1)加强孕前及孕期妇女保健工作,对有凝血功能障碍和可能影响凝血功能障碍疾病的患者,应积极治疗后再受孕,必要时应于早孕时终止妊娠。

(2)具有产后出血危险因素的孕妇,如多胎妊娠、巨大胎儿、羊水过多、子宫手术史、子宫畸形、妊娠期高血压疾病、妊娠合并血液系统疾病及肝病等,要加强产前检查,提前入院。

(3)宣传计划生育,减少人工流产次数。

(二)提高分娩质量

严密观察及正确处理产程。第一产程:合理使用子宫收缩药物和镇静剂,注意产妇饮食,防止产妇疲劳和产程延长。第二产程:根据胎儿大小掌握会阴后-斜切开时机,认真保护会阴;阴道检查及阴道手术应规范、轻柔,正确指导产妇屏气及使用腹压,避免胎儿娩出过快。第三产程:是预防产后出血的关键,不要过早牵拉脐带;胎儿娩出后,若流血量不多,可等待 15 分钟,若阴道流血量多应立即查明原因,及时处理。胎盘娩出后要仔细检查胎盘、胎膜,并认真检查软产道有无撕裂及血肿。

(三)加强产后观察

产后 2 小时是产后出血发生的高峰。产妇应在产房中观察 2 小时;注意观察会阴后-斜切开缝合处有无血肿;仔细观察产妇的生命体征、宫缩情况及阴道流血情况,发现异常及时处理。离开产房前要鼓励产妇排空膀胱,鼓励母亲与新生儿早接触、早吸吮,能反射性引起子宫收缩,减少产后出血。

参 考 文 献

[1] 李玮.实用妇产科诊疗新进展[M].西安:陕西科学技术出版社,2021.

[2] 程蔚蔚,黄勇.妇科炎症[M].北京:中国医药科学技术出版社,2020.

[3] 张海红.妇产科临床诊疗手册[M].西安:西北大学出版社,2021.

[4] 厉建兰.妇科疾病临床实践[M].北京:科学技术文献出版社,2020.

[5] 李庆丰,郑勤田.妇产科常见疾病临床诊疗路径[M].北京:人民卫生出版
社,2021.

[6] 马明宁.临床妇科疾病诊疗[M].长春:吉林科学技术出版社,2020.

[7] 郝翠云,申妍,王金平,等.精编妇产科常见疾病诊治[M].青岛:中国海洋大
学出版社,2021.

[8] 夏恩兰,黄胡信.妇科内镜学[M].北京:人民卫生出版社,2020.

[9] 苏翠红.妇产科常见病诊断与治疗要点[M].北京:中国纺织出版社,2021.

[10] 李佳琳.妇产科疾病诊治要点[M].北京:中国纺织出版社,2021.

[11] 常青.助产技能与产科急救[M].郑州:河南科学技术出版社,2020.

[12] 郝晓明.妇产科常见病临床诊断与治疗方案[M].北京:科学技术文献出版
社,2021.

[13] 杨秀霞.现代妇产科护理技术与应用[M].汕头:汕头大学出版社,2020.

[14] 孙会玲.妇产科诊疗技术研究[M].汕头:汕头大学出版社,2019.

[15] 崔静.妇产科症状鉴别诊断与处理[M].开封:河南大学出版社,2020.

[16] 温丽宏.新编妇产科疾病诊断与治疗[M].长春:吉林科学技术出版社,2019.

[17] 李明梅.临床妇产科疾病诊治与妇女保健[M].汕头:汕头大学出版社,2020.

[18] 于晨芳.现代妇产科疾病诊断精要[M].长春:吉林科学技术出版社,2019.

[19] 胡相娟.妇产科疾病诊断与治疗方案[M].昆明:云南科技出版社,2020.

[20] 李洪国.妇产科疾病鉴别诊断与处置[M].长春:吉林科学技术出版社,2019.

［21］李境.现代妇产科与生殖疾病诊疗［M］.开封:河南大学出版社,2020.

［22］刘典芳.妇产科常见疾病诊断与治疗［M］.长春:吉林科学技术出版社,2019.

［23］成立红.妇产科疾病临床诊疗进展与实践［M］.昆明:云南科技出版社,2020.

［24］李强.实用妇产科疾病手术学［M］.长春:吉林科学技术出版社,2019.

［25］孔德玲.新编产科临床诊疗精粹［M］.长春:吉林科学技术出版社,2020.

［26］陈玉阁.妇产科诊疗技术与手术要点［M］.长春:吉林科学技术出版社,2019.

［27］赵艳.实用产科疾病诊治［M］.北京:科学技术文献出版社,2020.

［28］赵骏达,李晓兰.新编妇产科疾病诊疗思维与实践［M］.汕头:汕头大学出版社,2019.

［29］薛振美.现代产科疾病诊疗［M］.哈尔滨:黑龙江科学技术出版社,2020.

［30］于彬.妇产科诊疗基础与临床实践［M］.北京:科学技术文献出版社,2019.

［31］郭历琛.妇产科诊断与治疗［M］.天津:天津科学技术出版社,2020.

［32］周静.临床妇产科疾病诊断与综合治疗［M］.开封:河南大学出版社,2019.

［33］赵云燕.临床产科疾病诊疗［M］.长春:吉林科学技术出版社,2020.

［34］王玲.妇产科诊疗实践［M］.福州:福建科学技术出版社,2020.

［35］韩颖.临床妇产科超声［M］.北京:科学技术文献出版社,2019.

［36］王静,李智,蔺莉.产钳助产并发产后出血的危险因素分析［J］.实用妇产科杂志,2021,37(12):945-948.

［37］陈佳,李映桃,吴伟珍,等.不同血糖监测方法在妊娠合并糖尿病中的应用进展［J］.现代妇产科进展,2021,30(5):392-394,398.

［38］苏瑞金.胎儿窘迫宫内复苏对足月新生儿脐带血血气分析指标及神经功能的影响［J］.河南医学研究,2020,29(29):5413-5415.

［39］方霞.妇产科临床早产危险因素［J］.中国社区医师,2020,36(26):23-24.

［40］谭虎,陈敦金.妊娠合并急性阑尾炎的临床特点及治疗方案［J］.实用妇产科杂志,2021,37(5):321-323.